亲爱的
ICU
医生

Intensive

Care
Unit

殳儆——著

人民卫生出版社
·北 京·

图书在版编目（CIP）数据

亲爱的 ICU 医生 / 殳儆著 . —北京：人民卫生出版

社，2021.11（2024.9 重印）

ISBN 978-7-117-32056-6

I. ①亲… Ⅱ. ①殳… Ⅲ. ①纪实文学 – 作品集 – 中

国 – 当代 Ⅳ. ①I25

中国版本图书馆 CIP 数据核字（2021）第 189737 号

人卫智网	**www.ipmph.com**	医学教育、学术、考试、健康， 购书智慧智能综合服务平台
人卫官网	**www.pmph.com**	人卫官方资讯发布平台

亲爱的 ICU 医生

Qin'ai de ICU Yisheng

策划编辑	周 宁
责任编辑	周 宁
书籍设计	尹 岩　林海波
著　者	殳 儆
出版发行	人民卫生出版社（中继线 010-59780011）
地　址	北京市朝阳区潘家园南里 19 号
邮　编	100021
印　刷	北京顶佳世纪印刷有限公司
经　销	新华书店
开　本	889×1194　1/32　印张：11
字　数	219 千字
版　次	2021 年 11 月第 1 版
印　次	2024 年 9 月第 6 次印刷
标准书号	ISBN 978-7-117-32056-6
定　价	59.00 元

E – mail　pmph @ pmph.com

购书热线　010-59787592　010-59787584　010-65264830

打击盗版举报电话：010-59787491　　E-mail：WQ @ pmph.com

质量问题联系电话：010-59787234　　E-mail：zhiliang @ pmph.com

序

ICU 的诱导

说实在话，时至今日，我还没有入住过 ICU，但不妨碍我跟 ICU 大夫交朋友，聊体验，而在我的 ICU 医生朋友中，殳儆算是"小字辈"，不过，她却改变了我对 ICU 的认知与理解。

众所周知，ICU 的关键词是"生命支持"，原理是愈加神奇的组织、器官替代技术，人工心、人工肺、人工肝、人工肾、肠外营养，不一而足，其"维生"效果甚至超过原装的组织、器官，因此，ICU 属于医疗体系中的"特种部队"，也是高新技术的"火炕"与"温床"。ICU 大夫也或多或少的是"技术至上"的膜拜者、追随者，殳儆大夫却是一个例外，她是叙事医学中为数不多的 ICU 大夫，或者反过来说，她是 ICU 大夫中为数不多的叙事医学的拥趸和先行者，她以她的妙笔创造了重症医学叙事的新高度，动辄 10 万 + 的"ICU 故事"令她成为互联网火爆的医生网红，形成特有的"殳儆现象"。人民卫生出版社的编辑敏锐地捕捉到这一条"大鱼"，精心谋划，努力将她的文字从快闪的网络中沉淀下来，成为叙事医学的经典案例。

在我看来，"殳儆现象"的底色是透过"ICU叙事"将重症医学从高技术的神坛拉入人文关怀的窠臼，也让临床医学人文潜入ICU的服务体系之中，殳儆刷新了"生命支持"的内涵，也开启了生死危局境遇"生命书写"的新格局。

在殳儆的ICU叙事中，支持即关怀，关怀亦支持，因为，生命支持不限于器官、组织等生物学指征的维护，还应该包括心理支持，社会支持，财务支撑，甚至精神（灵性）支持，这恰恰体现了丽塔·卡伦的全人疗愈观。临床上，人文关怀并不虚韬，是饱含悲悯的关注与关切，感同身受的共情，言辞温馨的沟通，入眼入心的抚慰，更是苦难的见证、分担，生命意志的激发，都在她的诊疗节目之中，而且与各种高技术操作水乳交融，丝丝入扣地混搭在一起，仿佛是一支技术人文的双头鹰。

"病志"本是一种平常不过的医疗文书，通篇充斥着即时的生命指标监控和医护间的处理指令、执行应答。是丽塔·卡伦倡导的"平行病历",将"病志"演变为"疾苦志",将单纯的医疗救助延展为身心拯救与全人救赎,成为记录生死徘徊、苦难折磨的灵魂书写。作为"鬼门关"前的ICU,上演的自然是生命危局中最惊险的一幕,犹如赵子龙立马横刀于长坂坡,殳做操"两支笔"伫立于"奈何桥"头,一支笔精准地下达各种专业救助指令,另一支笔书写着生命丝弦的无常与超常,让ICU生活富有悬念,充满诗意,一忽儿奇峰突起,一忽儿峰回路转,一会儿危机重重,一会儿生机盎然,一阵子透出安全、安康的曙光,一阵子传来"生死两相安"的豁达。既有意思,也有意义;既有意蕴,还有意象。不仅记录了自己遭逢的"生生死死"历险故事,还娓娓讲述了同行、师友们与各种命运抗争的传奇经历。

在此,我只想当一位"文抄公",复述书中的一些烁烁"金句"……

"人都怕死,死怕有准备的人。""医院是生命来的地方,也是走的地点,生命哭着来,却可以坦然地走。"

重症医生欣赏的患者家属是这样的:"我理解所有风险,相信医院的抢救,可以接受任何状态的后果,唯一的要求就是尽力而为。"唯有这样，医生才会毫无顾虑地全力救治。

"创伤外科医生用'快'与'粗'的手法维持着生命。""每一次手术都不是在'稳定'的基础上四平八稳做的手术。"

"写医院的故事，最难打动的人是医生，一个具备超高技术壁垒的行业，同行的评价，是最可信的评判。"

"探索人性，探索生命的意义，或许是临床医生的工作中分外精彩的一部分。"

"有些问题，科学无能为力，科学能给出最优的方案，却永远无法教我们做一个最优的选择。"

"监护室的工作常态是：小团队集体协作，大团队相互补位，科主任既负责组团，也负责背锅。"

"临床医生：做多了，熟极而流……看多了，慢慢也就无感了。"

"医生的共情要掌握在某一个精准的平衡度上。""身为专科医生，过度安慰病人常常无益于病人接纳病情。"

"综合医院的实力由一个一个专科的相互支持，无缝协作才垒出高度来，垒出别家无法超越的实力来。"

"检验的窗口有一句名言：'垃圾进来'，'垃圾出去’。”

“ICU里，什么样的衰竭医生都有办法对付，唯有‘钱包衰竭’医生无力、无奈。‘钱包衰竭’是患者多脏器衰竭中死亡率最高的。”

“如果把医生比作运动员，外科、骨科医生是跑百米的，重症医生则是在跑马拉松。”

不能再抄了，再抄就要吃版权官司了，我想，正是这些临床格言，以及这些格言、感悟后一寸寸的临床阅历积淀，才造就了殳儆这个有几分“神圣”，有几分“鬼怪精灵”的ICU女侠，成就了她的大医梦、文学梦。

在此，我也祝福她梦圆大医，梦圆文学。

王一方（北京大学医学人文学院教授）

写在前面

在真实世界中的我们

我是一个 ICU 医生，医院的病案室里堆着我写的不少病历，按照要求这些逐渐发黄的病历散落在库房的角落里保存 30 年。有脑出血、慢性阻塞性肺病、脑外伤、多发伤、心肌梗死等。那一本一本病历用技术性的方式，记录了曾经面对面治疗过的一个一个病人。那些曾经举棋不定的决策，全力以赴的尽力，最后变成一串病案号，存留在那里，已经被遗忘，等待被销毁。

随着技术的进步，搜索它们变得很容易，输入"心肌梗死""急诊介入治疗"，病人的号码就像队列一样分类被搜寻出来，想要更精确，或者更模糊，只需要调整这些关于疾病的专有名词。

但是关于病人，这样的分类标签太简单了。当一个病人犹豫着在诊间坐下来，他想知道他是不是"艾滋病"。他带着他的经济状况，带着他的宗教信仰，带着他特有的纹身，带着他的性取向，带着充满挫折感的人生。也许你什么都没有做，只是一个眼神，一个动作，他就决定相信你，坐下来，把内心最隐秘的事实告诉你。也许你什么都没有做，只是一个眼神，一个动作，他就决定敷衍着离开，顺手把门诊病历扔在门口的垃圾桶里，转身去了另外一家医院。那种属于医生的无法量化的能量光环，叫作关注，叫作深度聆听，用心感觉到那些敏感、惶恐而无言的诉说。

医学每年都在更新大量的指南，在文字上解读的时候，指南的模样就像 Excel 表格，横平竖直，1、2、3、4、逻辑井然。但是当落实到一个具体的人身上时，他的心理状态、文化背景、家属的心理支持、报销比例无一不在影响着医疗决策的落实。在真实的医疗情景中，没有直线，只有曲线。没有黑和白，只有不同的灰度。疾病的故事很具体，很立体。再现现实医疗场景中，无法量化的爱恨情仇、悲欢离合是一项很艰深的探求，属于文学范畴的工程。

这些内容不在一张张面目相似的知情告知书里，不在格式化的三级查房里，那些存放在架子上的病历，是一部一部关于个人疾病的编年史。而真实世界中的疾病故事是纪实的，有着曲折细微的感动；寝食难安的焦虑；豁然开朗的明亮；

有口难言的窒息。这些不能被证实也不能被证伪的内容，肯定也是医学的一部分。

在真实世界中的我们，从单纯的实习生开始，辗转在病例和人生历程中，一天一天变得更像一个现实主义战士：有原则而不拘泥于原则，有计划但不执着于计划，时左时右、退一进二，冒着危险和炮火，有时候承受着来自己方的误伤，在不确定中，一步一步走向自己的天命。

医患的信任何其难，因为疾病，他把自己的肉身交给医生，承受不确定的痛苦、风险。牢固的医患共同体纽带，才是完成治疗前提。时至今日很多医生要经历很久的生命历程，才能分辨出病人的这种迫切的情感是对大医院品牌的信任，还是人和人之间情感的信任。

我把那些故事写了出来，给一同经历疾病历程的人们，也给一同经历精神成长的亲爱的 ICU 医生们。在书中，第一人称的"我"，是我们所在的这个群体，来龙去脉我在故事的后面都有交代。为了尊重隐私，也隐去了患者抑或患者家属的一些背景。每个故事的你我他，都是真实存在的闪耀生命。

受傲

作者演讲视频
《我是一个
ICU 医生》

目录

PART I

PART II

PART Ⅲ

PART IV

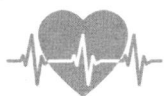

PART I

再见，血透君

但是当你回到医疗的微观视角，去看一个一个
血透病人的状态，就会发现一大堆的问题。

　　我是一个 ICU 医生。

　　清早从停车场出来，走在穿过花园的路上，看见"血透君"
正坐在花坛沿子上抽烟。他跷着二郎腿，吐着烟雾，看见我过
来，略略点一下头。微凉的秋天的早晨，他衬衫没有扣上，眼屎
也没有擦干净，一看就是一个没有洗漱就急着过瘾的老烟鬼。

　　"早！"我简短而礼貌地问候他。"血透君"姓薛，也算
是老熟人了。他每周 3 次在监护室楼上的血透中心治疗，今天
大约来得早些，就坐在花园里等。他的脸色，是那种气色不佳
的青灰色，有很多洗不掉的脏污和斑点。几乎每个做了多年血
透的人，肾性贫血加上色素沉着，都是这样的脸色。

　　一天早晨，当我经过急诊抢救室门口的时候，一个中年女
子从椅子上站起来，和我打招呼。"主任，早！"她疲倦的眼
睛微微下垂，面色黯淡。

"早。"走近了才看清楚，那是"血透君"的妻子祝老师。她一早就坐在急诊抢救室门口，自然是因为……

"老毛病又犯了？"我按一按她消瘦单薄的肩膀。已经不是第一次，"血透君"又来抢救了。今天是星期三，本来今天轮到他第一班血透。经常到这个点，"血透君"会大吃一顿莫名其妙的东西。

祝老师点点头，"吃了一大锅南瓜粥，吃了半个西瓜，就……"她停住话语不说了。一个无尿的尿毒症病人，一下吸收了这么多水分，难免会立刻发作心功能衰竭、肺水肿。明知道濒死的窒息感，但是他还是要这么干。祝老师并没有眼泪，也不是很焦急，眼角有一片新伤的青紫淤斑。

我按住她的肩膀，让她在门口的长椅上坐下，径直走进抢救室。

抢救床上，病人的气管插管刚刚插上，粉红色的泡沫痰从插管里止不住地冒出来，像新开的啤酒汹涌地喷出。小郭医生插完管子，迅速把呼吸机连好，用纯氧送气。

"罗老师，'血透君'又肺水肿了，真拿他没办法。"急诊室的医生都认识"血透君"。本来还没有到心衰频频发作的状态，每次都是他给自己折腾的。

"需要去做 CRRT*。"小郭医生对我说。呼吸机强大的压

---

* CRRT，连续性肾脏替代治疗。又称为连续性血液净化。每天连续 24 小时或接近 24 小时的一种连续性血液净化疗法，用来替代受损的肾脏功能。

力作用着，"血透君"暂时没有性命之忧。如果插管再晚一点的话，他会缺氧而死。

"我叫监护室马上准备 CRRT 机。"我简短地说，拿出电话给监护室打电话。镇静剂的作用下，"血透君"的脸看上去是难得的安详，眼睑松弛地合着，嘴角微微上翘。他脚上那双踩得没了形状的肮脏布鞋，左一只右一只扔在相距很远的两边，可以想象他被送进抢救室的时候，那份仓促和紧张。水泡音和湿啰音充满了整个肺部，呼噜呼噜，似乎他的肺泡里正在发大水。

当我从抢救室出来，祝老师茫然地站起来。晦涩的情绪铺在一张默然的脸上，格外让人怜惜，眼角的淤青又加深了很多。

"已经插管了，等下去做 CRRT。"我简短地说。

"他又死不了了，对吧。"祝老师反常地笑了笑，显得有点诡异，两个嘴角向上扯了扯。她接过小郭医生递来的住院单，吸了一下鼻子，去缴费窗口给"血透君"办理住院手续。

"血透君"在大学附属第一医院排队等肾脏移植已经等了5年多了。他坐在花坛边上说得最多的一句话就是"渴啊"，像沙漠里被烈日晒得快要蔫死的植物，每次都是在马上要血透的时候，畅快地喝水。最夸张的一次，在血透室门口推开护士的阻挠，往肚里连灌了两瓶啤酒，然后，躺在血透室的床上，等着再一次变成蔫死的植物。

"'血透君'是吧？! NO Zuo，NO Die。"护士长一边装管路，一边跟我说，她摆弄那些管路的纯熟程度让人眼花缭乱。

上一次肺水肿发作是几个月前了，CRRT 帮他排出体内 3 000 毫升废水后，这个中年男人马上要拔掉嘴巴里的管子，发疯一样跳下床要出去，又踢又抓，光着身子在床上"鲤鱼打挺"，几个人都按不住。

"这人是个流氓。"护士小雪心有余悸地说。上次小雪本能地去保护气管插管的时候，手指头差点给血透君咬住。

"他因为尿毒症，没了工作；老妈得了肺癌，都不敢治疗，把钱留给他等着肾移植用。"我淡淡地说。一般人很难理解那种潦倒和被放弃的人生，很难理解眼巴巴等着器官移植的焦躁，很难理解嘴唇粘在一起随时干裂的干渴。

CRRT 的效果立竿见影，机器嗡嗡的运转中，废液袋慢慢饱胀，第一个小时过去的时候，"血透君"肺泡里就不再冒水了。第二个小时过去，听诊器也听不到肺部的水泡音。我指挥床边护士调整药物的剂量。从早上开始，护士长不管做什么，眼睛余光始终关注着 CRRT 机。

血液从血管内流出身体，到机器中去过滤一下。这个联结，无论如何也经不起一个壮年男人发狂一样的挣脱和毫无顾忌地挣扎。机器停转，滤器凝血，管路移位，这些后果对一个丧失理智的人来说，是丝毫不在乎的。但是床边的医生和护士很在乎。

"血透君"醒了过来。CRRT 顺利结束了，身体里 3 500 毫升的废水滤出来之后，肺水肿立即好转，这究竟还是一个四十多岁的身体。几个小时之内，他就从抢救状态恢复到可以拔掉气管插管的程度。嘴巴里的气管插管让他发不出声音来，瞪着天花板，他开始抓挠约束手套。

"别闹、别闹！等一下就给你拔管，水已经给你透出去了哈"。护士长对着他大声说。镇静剂停药之后，病人仍然有略微迟钝的一段时间。

"砰砰砰！"他用没有束缚的脚用力捶着床垫。蛮牛一样的发作又开始了。嚎叫哽在喉咙里，嘴巴干的火烧火燎。

"砰砰砰！"他继续用脚捶着床垫，用尽力气扯所有扯得到的东西：管子、床单、手套、被子。

赵医生和护士长两个人一起冲过来帮忙，按住"血透君"的肩膀，让他不能大幅度扭动。护士长帮着准备拔管。

在体内残余的镇静剂造成的怔忡中，"血透君"蓦然想起母亲死前的情景：母亲辛辛苦苦一个人抚养他，临退休，单位体检发现是肺癌。母亲悄无声息地捱了整整一年，不检查、不开刀、不住院，也不告诉他；走几步路就气喘的时候，还给他们做完一顿饭，才去的医院；母亲吸着氧气，插着胸管，胸腔里出来的血水，混着浓重的癌细胞。

"妈！你干嘛不说？！""血透君"抓着母亲那双冰凉的手。母亲的嘴唇是紫的，手指尖都透出黯黯的青灰色，胸口大幅度地起伏着。经过几次抢救的"血透君"最知道那种快憋死的窒息感。

"存折在第四个抽屉里，密码是你的手机号码后6位啊。"母亲断断续续地交代。

"不许乱花了，刚刚够给你换个肾啊。"她一辈子是个小营业员，没有多少积蓄，退休工资更是微薄。存起这些钱来，那是要多精打细算地省啊！"血透君"一边哭一边点头。那是母亲用命换来的，她不要把钱花在自己的肺癌上面，一点儿都不要。

"换完了，好好跟老婆赔个不是，一家子好好过。"母亲的胸口急骤地起起伏伏，一句话分开好几段，一个字、一个字地断断续续地关照着。他看着监护仪上，心脏越跳越慢，越跳越慢，直到深深地吸进一口气，一切归于平静。一颗心，像在油锅上煎熬。换个肾，有个完整的家庭，媛媛可以回来叫他一声"爸爸"。——母亲想拿自己的命，为他换这些回来啊！

气管插管从喉咙里拔出来，一声尖厉如狼嚎一样的哭声就从他胸腔里迸发出来，"啊！啊！啊！"中年男人的凄厉沙哑的哭嚎在监护室里刺耳地响着。

"你安静点。"赵医生对着他说。两只手一直没敢放开他的肩膀。

看看没法给病人戴氧气面罩，护士长只好停下来。这张满口烟牙的嘴正狰狞地张大了狂嚎，转瞬就会变成乱咬。

"血透君"拼命扯着被子，直到被子皱成一团完全掉在地上。这个赤条精光的男人躺在床上两脚乱蹬，惹得清洁工人袁师傅也看不过了，跑过来抓起被子，扔到他身上，盖住他的重要部位，恶狠狠地教训他："要不要脸，要不要脸，周围都是小姑娘看着呢！你老婆还在门口等着呢！"袁师傅是他一向的

"点头熟人"。

"血透君"还沉浸在母亲临终的情绪里，暴怒地用力扯着被子，继续把被子扯落到地上。白花花的身体毫无廉耻地暴露在光天化日之下。

"看啊，看啊，这没有尿的家伙，看个够啊！活着干什么？！"绝望、沙哑的声音并不响亮。"血透君"的闹腾，持续得并不太久，监护室不能够让这样一个病人长久留驻在里面。既然抢救的状态已经过了，就要把他转到肾内科病区里去。

"下次别再救我了，伤不起。"才一会儿工夫，他的伤心已经沉到水底，浮上来的是那张流里流气、惹人厌憎的痞子脸。他从胸前把心电监护导联扯掉，重重地扔在床上。

"绑袖带只能绑那只手，压坏了我的动静脉瘘，叫你们赔钱。"手臂上的血管瘘做了好几年了，粗大迂曲的血管纠结而狰狞，还带着嗡嗡的震颤，整条手臂看上去十分恐怖。

护士长一边收拢袖带和心电监护，一边毫不客气地对"血透君"说："做人呢，最好有点良心，祝老师的眼睛今天肿得睁不开，要是女儿看见视频，一定是心疼当妈的。"护士长熟知这个令人厌憎的人，如果世上还有什么人能让"血透君"有点顾忌，那就只有他的女儿媛媛了。

女儿不理会自私暴虐的父亲很久很久了。为了女儿能够好好读书，这几年女儿一直寄养在远在北方的外婆外公家里，每天通过视频和母亲通一会儿话。而他被一周3次的血透，像缰绳一样拴在这个城市里寸步难行。想要保命，就不能跑到那么远的地方去看女儿。

"血透君"吸一下鼻子，跳下床来穿裤子。两只没了形状的肮脏鞋子套上了脚。他活动活动手脚，在裤子口袋里乱掏："烟呢？给我扔了是吧？什么服务态度？！……"一串本地脏话如倒水一样。

赵医生皱着眉头不语，极其不耐烦地挥挥手，示意大家动作快一点，用最快的速度给病人转科。给这个人一纠缠起来，别的事都不用干了。

不久之后，"血透君"又恢复了坐在花坛沿子上抽烟的状态。一周又一周。每次看到我路过，他还是会吊儿郎当地点点头致意。

有一个早晨，看到他在草坪上，用一个瓶子，模仿撒尿般的样子，放在两腿之间往外喷水，水线划出一个弧形，哗哗地射到草叶子上。看见有人从停车场走过来，他有片刻的羞涩，发现是我，他立即恢复了吊儿郎当的痞劲："医生，我这辈子就想再哗哗地撒一泡尿，真的，还有没有办法。"

又一个早晨，这次是在监护室门口，祝老师憔悴地跟我打招呼："主任，早！"

我叹一口气，这个胆大妄为的病人，又胡来了。这次又是什么南瓜粥、啤酒、西瓜、老鸭煲……

祝老师很平静地说："这次他死得透透的，再也活不过来了。"她露出一个苍白凄惨的笑容。

我赶紧进 ICU，换了工作衣到床边去看。"血透君"又插管了，CRRT机又在他身边转动了。赵医生叹一口气说："这次他再也活不过来了。"

本来还是故技重施，血透前喝了一整瓶可乐，不同的是，这次的高钾导致他心脏停跳，送到医院抢救室的时候，心跳已经停了20分钟了。心肺复苏后，大脑皮质因为缺氧，再也没有机会醒过来了。

我用手电筒照了一下他的瞳孔，两侧的瞳孔已经散大到边。我叹一口气，一直这样折腾，难保会有这样一次。我到门外去跟祝老师再聊一下病情。

"主任，他总算如愿以偿了，如果他身上还有什么器官可以用，帮他捐了吧！等那个肾，他等了7年等不来。我这么做，他不会反对的。"祝老师憔悴的面孔是陪着一同折磨了7年的黯淡和枯萎。

当天下午，家属就签字放弃治疗了。他的女儿媛媛，来见了他最后一面，十几岁的少女沉默地站在病床边许久，面色冷淡，并没有哭，也没有叫爸爸，但是那种心酸的相对，让人侧然。

"血透君"的器官因为长期尿毒症基本上都不能捐了，只有角膜成功捐献。

那年清明节，我去医学院的"无语良师碑"的时候，在碑的背面特意看了一下他的名字。小小的石碑周围有医学院学生送来的白色和黄色菊花。曾经他多么渴望得到，命运却让他成全了别人。

那天最后送"血透君"出 ICU 的时候，我问了祝老师一个问题："他原来是做什么工作的？"

"哦。"祝老师翻出手机中的一张照片给我看，那是一张多年前的照片，一个身材高大，相貌英挺的年轻人，和年轻的祝老师肩并肩站在一所小学门口拍的合影。一套样式正统的西装，显得格外郑重和阳光。

"他和我是师范的同学，原来是数学老师。"祝老师对着那张照片，露出一个极浅极浅的微笑。从头到尾，没有看见祝老师掉过一滴眼泪。漫长的折磨消耗了所有的情感，现在她解脱了。远久的记忆中，那个诚恳、正直、阳光的数学老师会在记忆中慢慢复活，"血透君"也解脱了。我安慰地握一握她消瘦的肩膀，一场由疾病而来的劫难终于结束了。

后来，我填写器官捐献卡的时候，总感觉"血透君"坐在花坛边吊儿郎当地一边抽烟，一边看着我，像往常一样点一点头；他微微一笑，又变成了校门口那个穿着西装的数学老师，郑重地欠一欠身："谢谢你！"

读者留言　猫抓板：我们科也有这样反复喝水，反复抢救的病人，之前有个病人边透析边吃肯德基，大口喝可乐，只有这时候他才能享受正常进食的快乐，靠机器暂时代替他失效的器官，多么无奈啊！

燃尽：这个被生活折磨得狂躁的人，彻底厌弃自己，所以安乐死到底是否具有合理性呢？我有点儿理解有的病人为什么自暴自弃了。一肾难求啊！看得我无语凝噎。

雪迎：泪目……这个病人和我父亲几乎一模一样！一样的暴虐、一样的无惧、一样的绝望……癌症 5 年，透析 3 年，眼睛近乎失明、肌肉萎缩，只能靠轮椅出行，连我的婚礼都不能参加，每天都如同末日一般，被病痛折磨到劝我们放弃他……曾经那么意气风发斗志昂扬，该有多少不甘，多少遗憾！一切都不在了，尘归尘，土归土……

创作谈

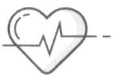

这是一个血透病人的故事，2019 年 1 月 5 日，这个故事发表在《医学界》微信公众号上，聚集了"10 万+"的点击量。在故事后面留下感言的，有病人、有家属、有医生，也有"吃瓜群众"。身为作者，在互联网的时代，可以通过文章后面的留言，直接"听"到来自读者的反馈。

与此同时，来自现实生活中的反馈是，我的肾内科同事说："这个故事不敢在微信里转发，免得病人看到了，触景生情，自怜自伤。"我的科教科朋友说："这个故事一定要转发给住院医生们看，让大家从深处体会共情，有些病人与他们家庭的遭遇，悲惨到远远超出同理心能够体会到的程度。"

与长期血透的病人群体有接触的人，不管是医务人员、志愿者团体、还是血透病人家庭、单位都或多或少地有感觉，血透病人心理上的问题颇多，怨气弥漫。2020年末还发生了血透病人在某大型三甲医院投掷自制炸弹的恶性事件。

为什么？享受了血透中心为他们带来的生命的延长；享受了医保政策改善带来的经济负担下降的现实红利；享受了器官移植带来的生命新希望，但还是满身的怨气，有些暴戾，有些自闭，充满了不良情绪。

身为一个工作20多年的ICU医生，我们监护室的楼上就是本市最大的血液透析中心，这些血透病人经常以各种面目出现在我的工作中。有些在电梯中偶遇，有些出现在抢救室里做CRRT……

我深深地知道，随着血液透析技术的普及和降价，肾衰竭的病人可以延长平均7～10年的生存时间。科技的进步让医疗实实在在地延长了人的生命。这些病人若是生活在没有透析技术的50年前，若是生活在医保不支付透析费用的30年前，他们的生命多半早已结束。宏观上来看，当然这是再好不过的事。

但是当你回到医疗的微观视角，去看一个一个血透病人的状态，就会发现一大堆的问题。病人感谢血透治疗吗？恐怕没有。当死亡的恐惧退到了7年之后，当这7年成为每一个血透病人都可以期待的平均数，接受科技带来的7年的"礼物"就成为心理上的确定性。它该是我的，它就是我的。这种接受和习以为常的程度，就像我们习惯夜晚灯会亮，而不会因此每天感谢一下爱迪生一样。

当透析费用计入医保报销成为普及政策，国家整体经济发展带来的"礼物"也一样成为心理上的确定性。它该是我的，它就是我的。不需要为此而感谢谁。

而当下"他"与疾病共存的强烈主观感受是：干渴、生活的种种限制、无法正常工作、身上时刻长着血透导管……这些强烈的体验每时每刻都与现实生活紧密相连，感性的认知是：我无法正常地生活，从未被治愈；我没有正常工作，拖累了家庭；我等不到肾脏移植，我没有运气。

痛苦，会凝聚成强大的情绪气场，向周围释放。因此家庭关系不良，社会接触不良，医患关系不良，是这个群体的共性问题。疾病与痛苦并存，并成正比。

医生努力工作，提高操作水平，加强流程中的质量控制，给病人提供更好的血透治疗，病人就会因此感谢医疗工作的付出吗？恐怕不会，世界很复杂，在医疗的微观视角上，这延长的7年生命，他和疾病状态时时刻刻纠缠在一起，对他而言是一场绵延的酷刑，对医生而言是一场漫长的旁观和陪伴。患者的疾病体验和医生的工作体验在某个程度上，不处于同一个语境。

医生能靠改善症状，调整药物来减少病人的各种不适吗？恐怕很难，治疗的力量是有限的，现有的医疗技术有极限。在此刻的脏器维持技术条件下，限制病人的饮食，定期血透，维护血透管道，是他活下去必须承担的治疗，适用于每一个血透病人。可以说，不适感伴随着生存期延长的成果，互为因果。

因此，医生在旁观的过程中，理解疾病，理解疾病导致的各种行为，理解内心同样纠结而痛苦的家属，提供适度的医疗帮助，成为医生能够"尽力"帮助病人的实际表现。这就是我写《血透君》这个故事的出发点。

可能有人要说了：这是不是在"过度医疗"？不血透，不就完结了吗？他也不用这么痛苦，他的家庭也得到了释放。病人有没有主动选择"不治疗"的权力呢？妻子不送他到急诊，不去插管、不做 CRRT，不就结束了吗？

我很少与不在医疗情境中的人谈论"过度医疗"的问题，纸上谈兵来议论一个具体病人的医疗决策有没有"过度"，是没有评价标准的。生存还是死亡？当生命还有期待，希望没有归零，人的主动选择都是尽力去够时间尽头那个看似渺茫的希望。

"血透君"是一个中年人，在中年人的心理预期中，自己的生存时间肯定不止 7 年，他不会主动选择放弃血透，因为他还渴望着肾移植，渴望见到女儿，渴望正常的家庭生活。血透治疗，是他走向希望的羊肠小道。在数字上谴责"过度医疗"

并无意义，怪罪医疗的有限性并无意义。

所以在写《血透君》的过程中，我尽量摆脱多年写病历留下的根深蒂固的习惯，给他更多的生活场景，更多地去说带着疾病的生活，移步换景让读者看到他的工作、他的家庭、他的母亲、他的卑微的愿望……而减少疾病过程的篇幅。

医生的视角，有天然的边缘。当病人离开医院，他就消失在医生的视野里，消失在茫茫人海里。而我们需要尽力去理解视线的边缘之外，那些带着疾病的人生，那是一个医生自身走向成熟的生命历程。

《血透君》视频

重生记

我们感染科医生问病史，有时候就是这么"八卦"。需要把病人的嗜好、宠物、外出、药物、接触、工作、家庭环境，甚至不便启齿的很多问题一一问遍。

身为一个感染科医生，我一向喜欢看动画片《名侦探柯南》，我日常的工作和柯南也有得一比。抓住一个一个线索，排除一个一个可能。所有的推理都需要经历时间的考验，最后诊断尘埃落定的时候，那种大功告成的愉悦还伴随着病人痊愈的成就感，畅快淋漓！那就是我喜欢感染科的理由。

记得那个病人请我们感染科会诊的时候，状态就已经非常糟糕。那是两天前入血液科的一个叫艾琳的女病人，入院时的诊断是"淋巴瘤待排"。

4个月内，她体重骤然下降6公斤。艾琳的白衬衫显得空落落的，盛夏的炎热气温下，仍然像怕冷似的穿着长袖。下颌尖尖的，那种绝望、沮丧、惊恐和焦灼混合在一起的情绪，让她年轻的脸看上去又青又灰，"死气沉沉"的。

我已经在电脑前看过了她的全部资料。从广东辗转到我们医院，她已经看了三四家大医院，在消化科、呼吸科、肿瘤科、胸外科、中医科中间兜兜转转，做了一大堆的检查：好几次胃镜，CT，PET-CT*。让人恐惧的事实是：几家医院检查得出的初步结论都是：食管癌全身转移。

一个26岁的年轻病人，得到这样一个可怕的结果，会是什么样的心情？艾琳自己拼命在网上找资料来否定这个结果，但是……

4个月前艾琳开始胸痛和吞咽困难，胃镜发现食管上有个"不明原因"的溃疡。西药中药吃了个遍，也没有效果。

1个月之前的增强CT检查结果，简直让艾琳精神崩溃了。肺部、肝脏、肾上腺、脊柱到处都是"转移灶"，纵隔淋巴结肿大。渐渐加重的吞咽困难，快速下降的体重，各大医院的医生给出的诊断都是：食管癌广泛转移。没有手术可能！

面对这些不能否认的症状和影像，艾琳的恐惧一天天加重。她的未来变成了一条无情靠近的黑线，像地平线上集聚能量的黑色飓风云团，正在迅速地逼近。

唯一的一丁点的"好消息"是，几家医院始终没有取到可

---

* PET-CT，PET 全称为正电子发射计算机断层显像，它是利用正电子核素标记葡萄糖等人体代谢物作为显像剂，通过病灶对显像剂摄取的不同来反映病灶部位和性质的显像方法。PET-CT 是将 PET 与 CT 结合起来。

靠的病理标本来做病理分型——病理学诊断对恶性肿瘤来说最是"板上钉钉",不能撼动。

这次到我们医院来住院检查,是艾琳一家在惶恐状态下抓的最后的"救命稻草"。甚至艾琳的内心希望是:找到肿瘤组织,证实恶性淋巴瘤,至少恶性淋巴瘤对化疗、放疗的反应比食管癌要好很多。

话说血液科请我会诊的原因是:T-spot* 阳性——一个不显眼也不确定的指标。

刚才在我看电脑记录的时候,就对这个会诊的难度有相当的心理准备。4 个多月的病史,病人会前后错综地说出很多症状和就诊的历史。4 个月内所有的检查都提供若干强度的线索,所有的治疗都会对目前的状态产生若干强度的影响,疑难病例经常是这样的。

果然,曾经是留学生,翻看了很多资料,又身心陷入焦灼状态的艾琳抓住我,说了很多很多。她发现我问得很仔细,说得就更加混乱繁杂。这种心理反应,其实是在求救:"我不是癌症晚期!快告诉我,不是癌症晚期!"

"痛,吞什么都痛,吃不下东西……越来越没有力气。"她瘦骨嶙峋、纤细的手指紧紧地抓着手机。"不,家里从来不养宠物,也不喜欢吃生鱼片……"

"我是广东人,没有去过北方,当然不可能接触牛羊什么

---

* T-spot,一种针对结核的检查。

的……没有像传说中的广东人一样吃一些少见的野味。"

"不发烧，但是觉得很虚很虚，动一动就冒虚汗……"

"我们两个留学生一起租房子，都很乖，忙着作业考试……"

我们感染科医生问病史，有时候就是这么"八卦"。需要把病人的嗜好、宠物、外出、药物、接触、工作、家庭环境，甚至不便启齿的很多问题一一问遍。

"大侦探，怎么问了这么久？"血液科的刘医生看到我在艾琳的病房问了足足半个多小时的病史，很诧异地问我。"有什么发现？"

我向他露了一个"柯南"式的表情，在电脑前打会诊记录：考虑结核可能大，建议抗结核治疗！四联抗结核方案：异烟肼 0.3 qd + 利福平 0.45 qd + 阿米卡星 0.4 qd + 左氧氟沙星 0.6 qd。

"你认为是结核？就因为 T-spot？食管结核是很少的，她没有肺内结核，不发热。骨质破坏的表现也不符合腰椎结核的特征。"刘医生诧异地问，他连珠炮一样列举出反对结核的一个又一个理由，手里的圆珠笔被他按得"咔嚓咔嚓"连响。

"消瘦，全身多处播散病灶，T-spot 阳性，再加上开放性结核病人密切接触史。恶性肿瘤的病理学依据到现在都没有找到，怀疑结核的诊断可以成立。"我正视着他的目光，带着几分意犹未尽的畅快，很有信心地说道。《名侦探柯南》放到这种地方的时候，会随着音乐来一个大大的惊叹表情。

"开放性结核病人密切接触史？！"刘医生立刻发现了我的重点。这个听上去有点意外的病史，血液科医生显然没有问出来。"有吗？"他一副马上要跳起来，到病房去核对一下病史的样子。

坐在病床上的艾琳在手机里翻出自己 1 年前的照片给我看，对照她这几个月来消瘦的程度，年轻女孩子都喜欢自拍，两个留学的女生在大学校园碧绿的草坪上，笑得灿烂而活泼，背景是爬满常青藤的教学楼。此刻面前的女生，比照片上的她，缺了那种火热的生命力。

"她半年前咯血了，据说是肺结核。"她指着室友的照片说了一句。

我这个感染科医生的心跳陡然加快！继续追问！

这个室友，在和艾琳同住的那段时间里，一直有慢性咳嗽，一直间断在吃枇杷露、消炎药。这是我问出来的重点："开放性肺结核病人密切接触史。"

四联抗结核方案在我会诊后的第二天，开始使用。当然血液科医生仍然继续找着肿瘤的依据，其他科的会诊也和我的会诊意见颇不相同，比如说骨科。

艾琳腰椎的病灶，骨科认为："影像学上由于病灶播散范围太广而且均集中在椎体和附件，椎间隙没有累及，脊柱结核可能不大。"

疑难疾病的诊断就是这样，这也有点像，那也有点像；这也不太像，那也不太像。医学是"不确定的科学和可能性的艺术"！

年轻女孩子都怕痛，纠结脊柱穿刺活检纠结了好些天，这中间又检查了支气管镜。既没有找到肿瘤的病理依据，也没有在肺里找到抗酸杆菌。

10 天之后，艾琳吞咽痛、进食哽噎感明显缓解。时间证明抗结核方案有效！

你肯定没有见过这么高兴的"绝症"患者。10 天之内，那种生命的活力，重新出现在艾琳的脸上，一扫几个月来的焦虑和绝望。艾琳说："我就是结核，我肯定是被室友传染到的，太高兴了！我太高兴了！"

艾琳转到我们感染科住院两周后，出院回家了。按照我的要求，她再隔两周到我的门诊复查。

"医生，我是艾琳。"她再次出现在门诊的样子，我简直认不出来了。她脸蛋恢复白里透红的水蜜桃的样子，烁烁的大眼睛。年轻真好，胃口好转，体重马上开始增加。

她和我一起在看片灯前看复查的腰椎 MRI 片子。她自己都看出来，复查的 MRI 片上，多个腰椎的病灶在吸收好转了。果然是她的室友把结核传染给了她。

一年之后，艾琳的抗结核方案停药的时候，她给我发来一条短信："谢谢你，医生，把我从噩梦里叫醒，我彻底活过来了！"

解释一下 T-spot：T-spot（T 细胞斑点检测）属于伽马干扰素释放试验（IGRA），利用特定结核分枝杆菌抗原激发发生 T 细胞介导的 IFN-γ 释放原理。诊断结核感染，其特异性高（85%～100%），且与卡介苗无交叉反应，明显优于皮肤结核菌素试验（PPD 试验），费用较高是其不足之处。虽然有学者认为 T-spot 不能鉴别结核感染或发病。不过，文献报告和我院感染病科对近 2 000 例 T-spot 结果的分析表明，较高的数值提示近期（约 2 年）结核感染或正在发病可能性大。本例每隔 4 月进行 T-spot 随访，随着疾病的好转，对抗原 A 的斑点数从 97 不断下降至 27，进一步反映本项检验的临床价值。

讨论：临床思维是医生按照程序，逐步收集患者病情信息，结合自身的知识储备，通过分析比对，做出合理的推断，形成医学判断和决策的过程。它的本质是人脑认知（Cognition）的过程。

在实际过程中，要想获得临床思维引导下准确的医疗决策，那么定义里提到的这些条件，你都不能随便省略，尤其是收集患者病史信息的过程。因为普遍认为，病史可以提供准确诊断 60% ~ 80% 的信息。

这个病例的转折点其实就是在病史的再询问中，医生了解到患者有密切的结核接触史。而作为辅助检查的 T-spot 是这个重要线索获得的"引子以及佐证（其实，辅助检查一直扮演着它最合适的角色）"。

这让我想起了邵逸夫医院内科前主任 David McFadden 医生的一句话："医生们在与患者交谈时未能发现任何线索的原因，是因为他们并没有认真地去听患者的谈话。"本案例中出现的代表性经验失误（忽略不典型的临床表现）、戏剧性经验失误（过度重视恶性疾病诊断）以及阳性结果性经验失误（过度重视所谓重要的阳性结果，如 PET 报告），结果诊断思维被"锚定"，差点儿就做出误判。

逻辑思维主要是一种基于假设的验证与推断过程，需要思辨，比较缓慢而费力，但准确性高，通常在临床资料不足以及对原有判断重新审查或验证时自发采用，但对医生的能力要求也较高。这位感染科医生就主要采用了这种思维方式。

其实整个故事里，大多数医生仅从关注诊断思辨的角度来解读。其实，患者心理上经历的"由死到生"的体验过程，不知又有谁能体会。把患者从"被判处死刑的绝望，失去希望的窒息感"中解救出来的重生感受，才是一名伟大医生存在的真正意义。

读者留言 离离：读完这篇文章，觉得莫名感动，有这样专业的医生真的给了患者们生的希望，好厉害，允许我崇拜一下。

校园：这样的病史真的很难问出来，特别是那个室友当时自己都不知道她是结核的时候，这个医生真的是救了她的命，有时候并不是疾病摧毁某个人，是没有希望的未来特别可怕。

一颗甜果儿：特别激动，尤其看到姑娘又活过来的时候，感觉心情灿烂，立刻晴朗了起来！超级佩服医生这个群体，我想让我女儿以后也学医。

Dan P：那么问题来了，T-spot 是血液科的哪位大佬开的？滥用检查还是藏龙卧虎？

YAN-老猫：快告诉我这是哪家医院，我要拿个小本本记下来。我也是柯南粉。

创作谈

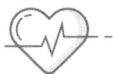

在这个故事发生之前，网上曾经有一个大热的"会诊单事件"。有一位医生字体很清秀，她写的会诊单被某位好事之徒发到网上，引起广泛的点赞。医疗圈之外引起一片哗然——哇！还有这么清楚的医疗文书！医生的字迹永远天马行空，真奇怪药房还都能看懂，医生是不是有自己专用的书面语言？

和记者不一样的是，我写的是我们医生点赞的会诊，不是字迹清秀这么流于表象，电脑打字可以解决任何字迹问题。而身为医生，会诊的含金量是团队互助，取长补短的协作，是奔着解决专科难题去的。这就是我写这个故事的最初想法。

这几年，大医院的会诊单超多，有些科室有专门的"会诊班"，满医院跑。心内科、呼吸科、内分泌科尤其明显。在很大程度上这种现象是保护性医疗的产物。"我请专科看过了"成为一道病历上的防御机制。"灌水"的会诊单处理速度极快，参考价值有限，每天的总量极多，真正属于大机构病，"内卷化"的一种表现。

解决医疗问题，问诊是绕不过去的第一关。病人在断断续续、唠唠叨叨中会提供许多信息，处理这些信息就是医生的功夫修为。分类、找出敏感点、进一步深入，证实或者证伪，这个过程需要科学的态度。凭借越来越多的检查和化验大撒网来诊断疾病，非常无力也无奈。

这道理医生都懂。只是在"时间"的这个关键资源上，临床医生是永远的困难户。一位医生上午出门诊能看的初诊病人，如果超过 20 个，已经很累很累；如果会诊超过 20 个，那质量粗糙也只能得过且过。

珍惜医生的时间，是在事实上提高医疗的质量。感染科的会诊，是问诊的一个极端。真正解决疑难的感染问题，需要"把病人的嗜好、宠物、外出、药物、接触、工作、家庭环境，甚至不便启齿的很多问题一一问遍。"再多的检查也替代不了。

这位解决难题的医生，是我的偶像上海中山医院感染科胡必杰教授。他永远以解决难题为己任，以教会更多医生去正确解决感染问题为己任。我在写到他的时候，总会油然而生敬意：做医生的职业追求，就是要那个样子。

最后的选择

中国文化风俗很避讳谈死亡。很多时候，在
ICU 门口，病人的家属才开始正式地、很严肃
地考虑这个必然会到来的时刻该如何面对。

我是一个 ICU 医生。

40 多岁的医生，在家庭中的地位很特殊，步入中年后，
就成了整个家族中七大姑八大姨家的总参谋长。在生老病死相
关的决策和家庭会议中，我是一个少不了的重要角色。虽说我
的专业是危重症抢救，但是不管谁头疼脑热、肚子痛、咳
嗽、酒喝多了、生孩子、放支架、做胃镜、乳腺有结节、中药
有了副反应、做完体检的报告单、国外带了个英文标签的保健
品，家庭成员总是会习惯性打电话来问问我："那个啥！……
听听你的建议！"

在中国这样一个人情社会里，医生在自己的大家族里，不
管从事什么专业，都在一定程度上扮演了业余版的"全科医
生"角色——这是我的理解。

有一天，表哥给我发了个微信，是一张拍摄得不太清楚的CT片。我经常收到这样拍得不太好的图片：非专业人士，看不懂那些"没有情节，只有骨与肉的黑白片子"，大多往玻璃窗上一插，镜头也没有对正，就拍了发过来。

即使看不清细节，这张CT片也已经典型得不能再典型了，肺门巨大的肿块，有左下肺的肺不张和中等量胸水——这是一张"大学本科毕业考试"级别的典型肺癌晚期的CT片。

"应该是肺癌晚期，谁的？"

"我爸爸。"表哥回复。我吓了一跳，一个月前，姨夫请我们吃饭的时候完全没有疾病的表现，他也没有和我说起任何的不舒服。再说一个80多岁的老烟枪，咳嗽两声也很常见，不会想着要详细检查。

最近这一个星期，姨夫自己感觉上楼的时候气喘，胃口差。门诊医生简单的询问和查体之后，就开了CT检查。门诊医生说：肺癌，预计生存期3个月左右。

"不告诉他吧？！就说肺炎好了。"表哥用征询的语气问我。姨夫已经住进呼吸科病房了，B超定位以后，需要胸腔穿刺引流。大量的胸水压迫是造成他呼吸困难的原因。

"别开玩笑了，症状会加重得很快，但是不影响脑子的判断力，他会怎么想？"我立刻否定他的提议，对肺癌病人的后期病程，我比他清楚得多。到了这个程度，手术已经绝无可能，化疗也改善不了多少预后，靶向治疗要看基因层面的"运气"。在接下来的两三个月里，要面对气急、胸痛、缺氧这些非常难耐的症候群。病人的心理疏导和家庭的心理支持十分重要，靠隐瞒和回避是下策。

"那要么等你来说。"表哥为难地说。他是老大，一向有一家之主的心态，实在"消化不动"了才会把这个难题留给当医生的妹子。在常人眼里，一个当 ICU 医生的人——"不一样"。

"好吧"。我接了这个难题。对我来说，这一次谈话，比我日常每天进行的病情谈话略难。如果我不谈，会有损于姨夫接下来对生命的判断和计划。

我到病房探视的那天，胸腔引流已经做了，血性的胸水中找到大量肿瘤细胞。基因检测也已经明确，靶向治疗基本无效。流程和技术的高效，在入院的几天内，已经把病情和预后用一种技术性的文字分析得有理有据，板上钉钉。

连续几天里，表哥天天发微信给我，告知整个病情的进展，字里行间都是一种扛不住的焦虑和无奈，只是他仍然没有把病情跟姨夫说明白。

"他们把片子和化验给你看了没有，到底是什么问题？"姨夫有点期待地问我。

姨夫吸着氧气，呼吸浅快。一个月不见，他消瘦了很多，皮肤像松脱了一样，脸上的皱纹深刻地垂下来。他已经开始不相信子女的和管床医生的话，期待我给他一个明确的结果。如果不知道未来会怎样，人内心的惶惑和恐惧会加重。

"左肺长了一个肿瘤。"我把 CT 片拿出来给他看，指着肿块的位置说，"肿块压迫了左侧的肺，胸膜增厚，而且胸水量不少。"图像其实颇为直观。姨夫很注意地看着我指出肿块的位置，非常具体地在自己胸口比画了一下。

"是良性的，还是恶性的？"姨夫很清晰地问我，完全没有回环避让的意思。

"眼下身体吃不消做支气管镜，肿瘤的具体病理类型很难定，但是从胸水的化验来看，不是良性的。"我没有用"癌症""恶性"这样的措辞，以免刺激紧张的神经，但是已经把这层意思明确地说了出来。我一边说，一边仔细注意着病人的细微表情变化。胸腔引流管内的液体是浑浊的血性，一般人看到就会有不太好的联想。

"不要紧，我已经80多岁了，其实也早有心理准备。你告诉我，后面需要怎么治疗？"姨夫十分平静，语气带着壮年时的清晰和果决。在胸腔穿刺引流的几天里，我猜想，他内心已经翻转过多少念头了。

"年纪和病程，都不能考虑手术了。"姨夫一家子大大小小几个人，都在旁边紧张无声地听着我们两个人交流。

"化疗和放疗也不适合，靶向治疗还能够尝试。"我简短地说，其实我已经向最信任的呼吸科师姐咨询过了，这个类型的肿瘤，靶向治疗效果很差。

"这个靶向治疗是医保的吗？要打针还是吃药？效果怎么样？"姨夫的问题非常合情合理，和所有病人一样，实际而切题。

"靶向治疗的效果有点运气成分在，每个人不大一样。这个药已经进医保，经济上没有问题。如果胃口好，可以同时加一点中药调理。"我尽可能留有余地地说了治疗的问题。以我和病人长期接触的了解，一些"不确定"的希望，是保持良好心态的支柱。

"什么时候开始？"姨夫从前当过兵，十分坦率地准备"接招"了。

"我向主管医生咨询一下，不过这之前，需要好好补一补，每顿多吃一点、每天多吃一顿，增加蛋白质。"我早已经知道，主管医生准备在后天开始用靶向治疗的药物。真不知道，表哥所谓的"瞒着"能让病人用什么方式来接受治疗。

这个病情谈话以这样的方式结束，对姨夫一家人来说，也是一桩心事落地。我看到两个表哥都有松了一大口气的表情。接下来的两个多星期里，表哥发来的消息都还不错。随着胸水引流完，姨夫胸闷的症状好转了，已经可以离开氧气。在家里汤汤水水的调理下，姨夫胃口不错，每天下楼走走，心情也不错，看上去和平日无异。

接着是再一次复查 CT。

"家里应该讨论一下准备后事和墓地。"我用一个资深 ICU 医生的客观态度，尽可能准确地估计着病程。

"需要现在吗？"表哥十分意外地问我，肿瘤治疗才开始 1 个月啊。姨夫的老朋友、老同事中得恶性肿瘤正在治疗的人不少，好多都已经几年了。来来去去探望病情的亲友中，好几位"老癌友"都会故作轻松地调侃几句。

"纵隔压迫已经很厉害，晚上是不是已经睡不平？全身消耗很重，严重贫血和低蛋白，脚肿不肿？"我按照发来的 CT 结果，做简短的推论。

"有，晚上需要吸氧，脚肿到膝盖。"表哥是个明白人，马上就懂得了，缓解是一个假象。夕阳余晖里，医院后院，蓊郁葱茏的紫藤架下缓缓漫步聊天的时光里，胸腔内的肿瘤仍然在疯狂滋长，汲取营养，压迫心肺。

反反复复的商榷中，几轮家庭会议开始讨论买墓地，准备衣服、准备后事。待到两个星期后所有事情全部办妥，表哥的电话来了："昨天开始需要整天吸着氧气了，氧饱和度在 90 左右，已经插上导尿管了。"

我赶到病房的时候，病人刚刚睡着。站在床边用 ICU 医生精准的眼光看了看监护仪，我就知道，姨夫剩下的时间是用天、用小时来计算的。缺氧已经到了临界水平，即使在入睡状态，呼吸也有 35 次 / 分。

我站在走廊里，和两个表哥交谈一下病情。曾几何时，我们是门前河边淘气的三个小屁孩，时光荏苒，壮年的我们正在送走垂老的长辈。

"在医生那里签署一下 DNR*，不插管、不抢救、不去 ICU。"我不带任何商量语气地对两个表哥说。见过太多必然

---

* DNR, do not resuscitate. 不施行心肺复苏术。

走向死亡的病人，在家属的犹犹豫豫中，插着气管插管，在ICU走完最后的路，我要把这个可能性完全地灭掉。

"还有其他办法吗？还有多少时间？"等待总是令人焦灼的——无论是等待降临人世，还是等待离开人世。在医院里轮班陪护、陪夜的一个月中，两个表哥都累得不轻。眼圈发黑，时不时地靠香烟提神，浑身都是一股烟味。

"剩下的几天、几个小时，都会很难过，抢救的办法只会延长病人临终前痛苦的时间。"每一年，我都会目睹上百个生命的离开，以我对临终过程的熟悉程度，知道需要心理支持的，是病人，也是家属。经常会有家属因为"看着难过"，就在犹豫中，拼命要求医生抢救。等到插了管，又后悔莫及地号啕。

"我知道了，我等下去签字。"表哥在沉默中接受。

"还有其他办法吗？"姨夫醒了，看见我在床边，抓住我的手问我。他的手冰冷潮湿，甲床是缺氧的紫绀色。他一开口，就不停地喘息，经皮氧饱和度从85%掉到70%。

"有力气的时候，用力咳嗽一下，朝左侧睡，不要压着右侧好的那个肺。吸痰等到明天，看看能不能做气管镜。"我深深知道所说的一切都没有用，不可能再有气管镜下吸痰，不可能再有缓解，但是人总需要一点盼望。

最后的宽慰是无力、无奈，也是必需的。我在他的背脊上叩叩，像对日常ICU的病人一样。他无力地点点头。

姨夫是在那天深夜离开的，没有最后的抢救。两个儿子都陪伴在他身边，目送他走完他 81 年的路程，埋葬在他自己要求的墓穴中。从得知肿瘤的那一天起，到最终，不过两个月时间。

葬礼后，我独自去了几十年前，三个小屁孩下河游泳的那个老石拱桥处。我在石头桥墩上阴刻的"三官塘桥"字迹中，用手指一笔一画地画过所有笔画，就像几十年前那个只有桥墩高的小屁孩。风在河面上吹起粼粼波光，垂柳依旧、河水依旧、拱桥依旧。只是那个喊着让我们小心水流，不要游远的声音，不在了。

庆幸我是一个 ICU 医生，可以帮我的亲人从容地做一些选择。虽然谁也躲不过命运给予的时间、意外、痛苦、死亡，但是至少，在最后的两个月中，他对自己的生命有规划，有期盼，有准备。

葬礼之后的一个月，有妇联的电话，邀请我做一个科普节目："这一期公益活动的主题是谈谈肿瘤病人的家庭人文素养提升，可以吗？"

当然！我正有话想说，虽然我不是肿瘤科医生，如果我可以帮助更多家庭，坦然从容地面对这一切。我会去做。

读者留言 王小贱：每天看了太多生死，虽然已经麻木，但是还是希望我们国家的每一个医院可以建立起一套完善的临终关怀机制。让病人从容地离开，医院是生命来的地方，也是走的地方，生命哭着来，至少可以坦然地走。

情牵女人心：经历过几个亲人在 ICU 苦苦支撑到最后，没有亲人的陪伴，无休止的抢救，自己知道没有用却下不去手签字放弃。我在说"人应该活得有质量，走得有尊严"这句话的时候，其实非常非常内疚。我仿佛做错了很多。

水果软糖：父亲是胰腺癌去世的，当时我 23 岁，弥留之际因为条件所限没有去 ICU 抢救，我心里一直过不去这道坎，觉得是我亏欠父亲的。其实看了前面的很多留言，我想说的是，那种两难的选择，你怎么选都会难过的。

养乐多：希望改版为语音版，可以听的，让眼睛休息。非常棒。

亮 LANG：不能手术，不能放化疗，靶向治疗没有机会，为什么还是要靶向治疗呢？安慰性的治疗一定要上吗？每年我们交的医保费用有多少用在了心理安慰上。

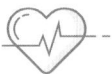

身为一个 ICU 医生，在极短的时间内，用有限度的几句话向文化程度不同的家属说明一个医疗决策的必要性，说明可能的风险和费用支出，签字，这是每天在 ICU 门口都需要做的"日常科普"。医生面对的家属各式各样，有大学教授、有路边摊贩……各种知识层次，有效告知、让人理解是非常个体化的要求，知易行难。

更加困难的科普，是与家属讨论病人的死亡问题。中国文化风俗很避讳谈死亡。很多时候，在 ICU 门口，病人的家属才开始正式地、很严肃地考虑这个必然会到来的时刻该如何面对。

"借他人的故事说事"是医生经常用的一种解释手法，在交流死亡问题中，家属一般很避讳用"你"这样指代方式，觉得不吉利。所以医生有时候会这样对老张的家属说："上个星期去的老李，他们家后来就没有接受再做 CRRT，按照老李自己的意愿签字回家去了，前几天老李的儿子来办结账手续，觉得让老人安安静静地去，少吃点苦，挺安心的。"在这个举例中，其实医生的目标是面对的这个"老张"的家属，却说的是"老李"，这完全是为了让家属不会感觉到生硬和"晦气"。

用这种方式说出来，成为立在其他正在选择的家庭面前的一个参照物，更容易被接纳和仿效，事后也更容易释怀。其实你看读者的回复，就会知道，无论怎样的选择，事后都容易有"心结"，无法释怀。坚持有坚持的痛苦，放弃有放弃的内疚。

其实我写的这个故事，是一个关于临终选择的科普。所有的事实都是真的。当然我知道靶向治疗没有用，还是让亲属使用了靶向药物，文后有读者也提出了质疑。为什么这样做？没有太多麻烦的心理安慰治疗还是要用的，这是我的解释。毕竟他是一个内心没有完全准备好的病人，掐灭未来治疗的所有希望，是残忍的。

医生经常面对的另外一种特有的"本土"现象是：很多家庭很希望控制死亡的时间。其实在产科，中国的很多家庭也会希望控制小宝宝出生的时间，以达到"八字"吉利的目的。这种不自然的"控制"会催生出很多畸形的需求。出现"过年期间一定要留住""一定要避开子女嫁娶的时间"等对医生的要求。为了现实中办事的方便，让死亡的时间为某种诉求让路，这当然会增加病人的痛苦，增加不必要的医疗抢救。

我写过很多讨论死亡的文字，临终的过程是一个个体和社会逐渐解除关系的过程，很具体、很复杂、牵涉众多伦理和法律问题，没有单一的是非评价标准。这种复杂的社会问题，用小说来描述是很好的：仁者见仁智者见智。抬头看看别人，低头想想自己。或许很多年之后，水到渠成，慢慢就不一样了。社会文明的进程，真的无法一蹴而就。

逆风而行

当年我的导师调侃过我：你的脑洞大得有异于
常人，注定要受很多很多的非议。好在，你的
神经结实得也有异于常人。

我是一个 ICU 医生。

开车去那家医院的 ICU 会诊的时候，是深夜。电话里，
赵医生十万火急地催我："陈主任，去甲肾上腺素已经每小时
15 毫克，PEEP* 用到 18 厘米水柱。你今晚就来，马上出发，
拜托了！"寥寥数语，知道病人已经在死亡的悬崖上坠落，当
地医院的 ICU 医生用尽所有超常规的手段在维持他，马上就
要到崩溃的一刹那了。我能不能在那一刹那之前赶到，会诊能
不能力挽狂澜，挽回住坠落的颓势，要看天意。

夜晚在高速路上飞驰，迎面而来的车灯闪烁得眼睛疼，

---

* PEEP，呼吸机采用呼气末正压，用以抑制肺水肿，用到 18 厘米水柱压
　力是很高的呼气末正压。

GPS 导航温柔的女声指引车子驶向高速出口。我没有再细问，大致知道是一个肠破裂手术后的病人，出现了进展极其迅速的休克。吐吐舌头，专心开车。

在重症医学的江湖中，混迹 15 年以上的医生才会知道：很小的概率下，病情会不按常理出牌，一旦遇到一个这样的特殊病人，既往的经验会完全不灵，病情飞速进入崩溃，让接手的医生处理得信心尽失，勇气像雪崩一样坍塌。医生不是神人，现代医学也没有奇门解药、独家秘方。有时候，会诊真的解决不了太多问题，唉！略尽人事，安慰一下急迫的心情也是好的，看看我能帮到怎么样吧！

半夜的重症监护病房灯火通明。连主任在内，3 个高年资医生守在那里。CRRT* 机，一道一道摆起来的微泵，蜘蛛网一样密布的延长管。进门看到这个阵仗，就明白，所有手段都已经用上去了。

"发现休克到现在为止，刚刚 24 小时，难以想象，已经这个样子了。"赵医生疲倦而紧张，把病人林先生的胸片递到我的眼前。两肺白茫茫一片。肺泡内正在"发大水"，难怪呼吸机已经用到纯氧，PEEP 的压力高到不能再高。

值班医生流利地把病情报给我听。确诊感染性休克的病人，经过了积极的抗休克治疗，病情没有任何好转，反而进入多脏器功能衰竭的阶段。50 余岁，既往非常健康的壮年人，

---

* CRRT，连续肾脏替代疗法。

出现这么迅捷的变化，治疗的压力可想而知。

我是当天从外地赶来会诊的第三个 ICU 医生，心领神会的言语，心有灵犀的眼神，属于同一个专业浸淫甚久的合作伙伴。我知道，大家的判断接近一致，这个病人诊断明确，该用的、能用的，在我到来之前已经全都用了，恐怕是注定要"崩盘"了。

在床边检查完病人的状态，检查完呼吸机、CRRT 机、升压药物以及所有纷繁的处理。我在办公室坐下来，开始看一大堆检验数据和记录得密密麻麻的监护单。夜晚的重症监护室里回荡着监护仪、呼吸机此起彼伏的低级别报警声。浓墨一般的夜色，凉意从窗外沁入。办公室的窗台上一盆萎靡不振的仙人掌蔫黄干瘦，乏人理睬的样子。

脑子陷入一大堆数据的分析。对着每个时间点的变化，从数据慢慢还原出疾病过程的病理生理面目，就像侦探对着证据做出逻辑推理，这是我做出分析前的常规流程。尽管看上去无望，还是必须循着这个流程详细分析一遍。用直觉就下结论，不是一个老手的作风。

"主任，要不要抓紧和家属谈一谈？"赵医生不动声色地催促我。病人随时可能死亡，即使下一秒钟心脏就停跳，也不奇怪。

我注意到血气分析中，两项结果，我皱起眉头凝神细看。"哦！"半夜的思维略微钝滞。"这么低的钙和这么'正常'的乳酸，有点奇怪啊。"我迅速从病历夹里找出所有的血气分析报告，按时间顺序排成一排，征询地望望赵医生。

"一直在补，上不来。"赵医生指给我看微泵内正在持续泵入的葡萄糖酸钙。

我告诉床边的责任护士："现在，把针筒里余下的钙剂全部推进去。"非常低的钙，会导致心脏收缩功能障碍和血管的张力低下——我也只是在试最后的可能。监护仪上，血压的数值不甚明显地从95，上到100。这样的波动，只是波动呢，还是结果？谁也无法判断。

和赵医生交流我脑中"灵光一现"想到的另一个极小的可能，要求床边护士按照我的方式作出治疗上的调整。我看到赵医生脸上露出"你想法也未免太奇葩"的表情。为难的、不能置信的情绪在赵医生内心涌动，若不是我半夜大老远跑来帮他，也许就和我争执起来了。

又一管葡萄糖酸钙加快速度地泵入中心静脉。

几个ICU医生一起站在病床边关注血流动力学的细微改变，看了个把小时。这是ICU医生最艰苦、最日常的工作状态，严重的病人，向来要靠自己的眼睛监视着一丝一毫的治疗改变，再先进的仪器也替代不了。子夜时分，和自己的生物钟较着劲，顶住麻痹和疲惫，关注血压的细小而连续的变化。这些连续的小变化，让我一点一点坚定了我的"奇葩"判断——他还有机会。

我在赵医生的陪同下，去和病人的家属谈话。

"医生，你说他还有一线希望，你试好了，随便什么方法。"家属急切地,捞救命稻草一样抓住我。家属通红的、焦急和悲伤的眼睛,信心被一遍一遍的谈话打击过,接近崩溃。

"如果到明天早晨,出现我预计的血压的改变,那机会可能又多了一点点……这也不表示,病情能够从根本上挽回,病人的多个器官已经出现致死性的功能衰竭……"我极其谨慎地说。对于这样脆弱的生命,这已经是最大限度的"信心"了。

天光大亮的清晨时分,我回到了自己的医院。正当我在ICU开始例行的交班和查房之际,当地医院赵医生的微信传来:病人的去甲肾上腺素已经减到每小时10毫克,瞳孔似乎有对光反应!接着发过来的是监护仪屏幕上的数据和呼吸机的参数设置的图片。

几个小时过去,所有的数值并没有继续下滑,而是略微好看了一点点。他们想必是奋战通宵。这也是我"灵光一现"调整后的结果。我揉揉酸痛的眼睛,仔细看所有新传过来的化验单和数据。欠缺睡眠的眼睛,居然有点老花。

即使当时他们几位都不同意我的观点,但患者状况出现奇迹般的改善,仍是让大家最激动的结果。

3天以后,当我再去那家医院会诊的时候,情况已经有了小幅度的好转。能够挺过这3天,已经出人意料。在CRRT机的持续脱水下,白肺在变淡,去甲肾上腺素已经减到很小的剂量。虽然还是很重很重的多脏器功能衰竭状态,但像是乌黑的天空出现了一线明确的曙光。

"那天晚上，只有你说还有一线希望，所以家属说，一定要让主任再来看看。"赵医生悻悻地拍我的肩膀对我说。艰苦地又走过了 72 小时，他灰头土脸，额头油光发亮，极其疲惫和艰难。我只是提供了一个"奇葩"的想法，他是真的在病床边用尽浑身解数折腾。数据时时刻刻从微信上传来。半夜还在微信上争执，要不要继续用 CRRT 机脱水的问题。

林先生的家属，就像见到亲人一样拉住我："只有你说，还可以试试看，医生，你把他从死人堆里捞了出来，你一定还有办法……"这样的信任，是巨大的压力。当时病人的状态：插满引流管的肚子，连续不能下机的 CRRT 机，飙高的炎症指标，无尿……

继续和病情较劲。腾挪的空间增加了，在液体复苏、升压药物、CRRT 的设置等上费尽心思。我们建了一个微信群，以便能够连续地知道病人的变化。我知道自己陷入一种很"嗨"的状态，最重的病人，让我最有兴奋感，使尽洪荒之力在所不惜。我也没有料到，这场漫长的治疗比想象的更加迂回曲折。

3 个月中，我去那家医院会诊了 6 次。林先生，真是医学上一个特殊的个体！感染性休克纠正，白肺改善，整整 10 天以后，刚刚迎来呼吸机的撤机的喜讯，又发生肠瘘了。

不知道什么药物的过敏，他的全身发生剥脱性皮炎，肝功能严重受损。皮肤极度黄染，满床单都是脱落的皮屑。

原来是对血液透析导管和过滤器过敏，一周必须更换一次透析导管。但每次都会细菌入血，局部水疱，穿到没有地方可以再穿透析导管。长达 105 天的无尿；严重的腹腔感染，多次败血症；体温出现一个又一个锯齿样的高峰。

这 3 个月的感觉，就像在漫无边际的沙尘暴中逆风而行，坚持得灰头土脸，满嘴沙子。刚刚走出这个沙坑，又倒栽葱翻倒在那个坑里。

赵医生那边 ICU 医生团队，辛苦和顽强可想而知。每当信心饱受挫折的时候，家属会要求我再来一趟，"主任，请你再来一次。"到后来，我知道，会诊已经给不了什么实质性的技术支持，真正需要的是鼓励和坚持、信心和勇气。病人、家属、ICU 医生，都希望我可以在看不到尽头的路上再推他一把。

第 145 天，林先生出院了。

壮实粗憨的脸，看上去和躺在病床上的样子截然不同。油油的鼻子，咧着嘴。照片从微信上传过来，我立刻把他设做我的手机背景。

我的天！一个大男人，看着一个壮汉的脸，居然会有幸福感从内心慢慢绽放出来。会不由自主地想笑出来。

"切！当时只有你这样的怪胎会那样说。"赵医生的欣喜比我更甚，半是嗔怪、半是佩服地对我说："多谢你！"

当年我的导师调侃过我：你的脑洞大得有异于常人，注定要受很多很多的非议。好在，你的神经结实得也有异于常人。我凝视林先生的照片，那张让我"灵光一现"的血气化验单，3个月来一直存在手机里。从悬崖下捞回来的生命，重新绽放，是我们重症医学这个专业最奇特的礼物。

我是一个 ICU 医生，非议又如何呢？！如果逆风而行是我的命运，我认命了。

电子#不过瘾：我觉得吧，医生搞那些案例，那种嗨劲和我们打电子游戏是一样的，不过人家是工作，是肉身搏击，输了有时候会真的挨揍……

悠悠鱼7709：应该就是陈俭主任，这病人从我们病区出院的。好难好难啊！当时我们都觉得必死无疑了。

细江：这种行事风格，认得出来，应该是陈俭。这写手也太厉害了，像画肖像一样，居然几下子就能画得很像，还找不出技术 BUG 来，估计是他们浙一监护室的医生。

配枪的朱丽叶：告诉我花了多少钱？我们外行吧，觉得化验多了是不是不好？看 20 个数据能看出问题来，看两万个数据，你能每一个都好好想想为什么吗？

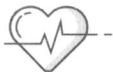

读者在文后的评论，其实已经把主角认出来了。他是浙江大学医学院附属第一医院重症监护室的陈俭医生。作为年龄相仿的资深 ICU 医生，我们会在大大小小各种学术会议上遇见。这个故事来源于一次学术会议上的案例交流。从讨论会上提供的资料来看，这个病例的成功获救堪称奇迹，期间付出的各种努力，即使是资深的 ICU 医生一起讨论，都觉得咋舌。这种咋舌，就像长跑选手，佩服一位毅力格外突出的马拉松冠军。

那次学术会议上，那张引起"灵光一现"的血气分析报告引发了热烈的讨论，年资和经验不等的 ICU 医生们纷纷用自己的见解解读这个案例，设身处地地考虑自己在彼时彼刻会如何处理这个案例。这是案例交流的乐趣所在，其实这样比阅读指南文献有趣得多。我喜欢把案例讨论叫成"以武会友"，笔刀掌剑的拆招过招，是个人成长中的虚拟现实训练，也是在师兄师姐的演示中汲取功夫的精华。

我不喜欢写"奇迹般的胜利"的故事，因为那不符合医疗的常态，尽管病人希望医生无所不能、无所不知，但无论医学技术如何发展，疾病始终具有强烈的不确定性，治疗的过程大多数是在已知的成熟的路途上快速行进，但也有一部分，是在未知的险峻中一边探索、一边往前。一场不确定的比拼，成与败，存在相当大的偶然因素。甚至在已知的范畴内它就是毫无办法的。这是属于 ICU 医生的战场，并没有几分成竹在胸、好整以暇。

但是，吸引我的也正是重症医学的这个特征。真正的泳将是在险象环生的激流中胜出的，而不是在游泳池里扑腾出来的。让我感到特别值得写的，不是那一次的"偶然"胜利，而是陈医生的工作习惯。生为凡人，他没有起死回生之力。他的厉害之处，是一如既往保持了对工作的天真和严谨。撇开所有旁人的判断，不管什么时间、什么处境，始终把自己放在主角的位置上来，扪心自问，过自己的关卡。他的厉害之处，是在别人都放弃的时候，仍然有获胜的冲动。

那种任性和激情，我想游戏迷、体育迷们很容易"get"到那个点，写到最后，借着调侃陈医生，我也是在自嘲：如果逆风而行是我的命运，我认命了。

我，成了被告，却没有人可以怨恨

科长从牛皮纸袋里拿出一堆材料，并学着官方
语言，像利剑一样指着我："未向病人的监护
人执行有效告知病情的义务"。

我是一个 ICU 医生。

记得那个值班是在元旦。东北的冬天，白天一闪就结束
了，5 点钟交接班的时间点，天色已浓黑。冰冷的风呼啸着穿
过长春市中心，墙体厚实、体型巨大的石头建筑像沉沉的巨
兽，匍匐在新民大街的两侧。乌鸦在柏树的树梢上噗啦噗啦发
出振翅的沉重声音。这里是吉林省的医疗中心，而我是守卫重
症监护室的值班医生。

"收病人了，26 岁，重症肺炎，感染性休克，已经心跳停
过一次，需要准备 ECMO*。"还没有等我们交接班完毕，急

---

* ECMO，体外膜肺氧合，用于对重症心肺功能衰竭患者提供持续的体
 外呼吸与循环，以维持患者生命。

诊室的电话就来了，连珠炮一样的话语掺杂着各种机器声、嘈杂的人声，此刻的急诊抢救室正陷入傍晚的小高峰忙乱中。

我向值班的组长示意尽快准备床位。冬天的重症监护室格外忙碌，我们医院需要接受全省各地转诊的危重病人，始终处于饱和状态。而旁人不知道的是——"30个病人，并不等于30个病人"。有时候，一个疑难危重的病人，就能让全部值班的兵力全线压上，通宵达旦不停歇。

值班的护理组长小林似笑非笑地乜我一眼，手脚麻利地准备床位："胡姐姐又够折腾了，准备热身。"库房的一角，ECMO机器冰冷地处于待命状态，它旁边是高它一头的CRRT。这两个钢铁大家伙是多脏器功能衰竭的最后防线，今晚它们又要整装待命了吗？

病人送来得很快，3个急诊科医护人员捏着呼吸皮囊、推着平车送过来。"快！"小沈沉沉地催促了一句。

我迅速把气管插管连上呼吸机，病人青灰色的面色和泛着青紫色花斑的肢体皮肤，提示感染性休克在转运的路途上又加重了。急诊室到监护室的区区300米路和5层楼电梯，血压稳定不住，需要火速处理。转运的平车后面还跟着十多个衣着臃肿、面色焦灼的家属，但他们被挡在迅速合拢的监护室大门外面。

连接监护仪，调整参数，调整升压药。病人的状态十分糟糕。"血压60/40，氧饱和度78%，心率155次/分"。护士在监护单上记录着生命体征的基本参数。

"半个月前开始反复发热，3天前病情加重，一天前心跳骤停，当地医院没有条件处理。"小沈语调干涩地跟我交班，那个魁梧的身躯属于一个26岁的草原大汉，他的身高把病床撑得顶了头，但是此刻生命的烛光只剩下微弱的火苗，靠呼吸机、升压药勉力维持着极其不稳定的生命体征，一阵风就能把它彻底吹灭。

"胡姐姐，我觉得他的CT像以病毒性肺炎为主，并发细菌感染，到眼下这个点，即使上了ECMO，希望也是十分渺茫。"小沈手脚麻利地把监护仪的导联线缠好，放上转运平车，不无遗憾地跟我说。3年工作经验的急诊科医生，临床判断已经很见功力。

"需要即刻准备ECMO吗？"住院医生艺涵与我在床边看最关键的肺部CT影像，两肺的渗出病灶从上到下，从左到右，一朵朵、一团团连成一片，最严重的两下肺已经完全实变。我把呼吸机的氧浓度调到纯氧，仰头看了一会儿监护仪上跳动的数字，病人的氧饱和度缓慢地抬升着，从危险的78%，慢慢升到仍然不及格的85%，就再也不动了。监护仪不依不饶地持续发出报警声，仿佛一个执拗的卫兵，一遍一遍重复着警告声：危险！危险！危险！

"他家里看上去可能没有经济能力做ECMO。"小沈拖着平车往外走，准备撤退了，这个点是急诊室的高峰时刻，而他们是抢救室里的战士。"胡姐姐，他们家都只会蒙语，只有一个亲戚勉强可以用汉语交流。"小沈眼睛仍然注视着监护仪上的数字，勉强说道。

我对着小沈安慰般地做了一个 OK 的手势："交给我们处理。"

床边的护士们一通忙乱之后，迅速恢复秩序，训练有素的护士手脚麻利地在做容量复苏。等我整理完医嘱，艺涵已经穿刺成功，建立了深静脉通路。两路快速补入的液体，让病人的血压升到了 100 / 60mmHg 的及格线范围内。我调整呼吸机参数，叮嘱艺涵盯住生命体征，自己拿着一叠告知单，到"谈话间"向家属告知病情。

谈话间在监护室的大门外，家属焦灼地等在那里，浓浊的气息让人喘不过气来。接下来，我遭遇了最让人崩溃的告知和签字。

一帮身材高大，面色黝黑的家属，低声操着蒙语相互交流着，我一句话都听不懂。一个中年男人用生涩的汉语磕磕巴巴地向我示意，所有的交流由他来代表。

高大的年轻女子挺着快要临盆的肚子，一左一右两个女性的家属在旁边陪着。她身上裹着松垮略显油腻的羽绒服，油腻的头发和轻微浮肿的面容，蠕动的嘴唇低低自言自语着什么。牧民装扮的老夫妻显然听不懂我在说什么，他们只是凝神在听。

"感染性休克，现在用机器维持呼吸，马上需要用另外一个机器代替肾脏的功能，用最好的抗菌药物抵抗肺内的细菌，但是从前期的结果来看，效果非常不好，随时可能会死亡。"这样直白的告知，我不知道那个凝神在听的中年男子可以明白几分。他用蒙语转述给那一大家子之后，同样凝神在听的那些男男女女，钝滞、悲伤的表情，又表示他们能理解了多少？

"即便抗菌药物即刻有效，所有的治疗即刻有效，病人的状态一步一步好转，发生奇迹一样的改变，治疗的时间也不会少于一个月。眼下这样的治疗费用是 5 000 元到 8 000 元一天。"因为沟通实在困难，我只能硬起心肠把病人家属必须知道、必须做好心理建设的一部分，用尽量简单的语句一五一十地传递过去，哪怕我自己都感觉到那其中刀锋一样的残酷含义。

"ECMO 和 CRRT 可能是接下来需要使用的治疗方式，相当于人工的肺和肾脏，费用大致在……"我的视线在病人的妻子和病人的父母之间迅速地流转了一遍，判断着谁该是我说服的主要对象。但所有的眼睛都聚焦在我身上，带着灼灼火烫的炙热。

等到那中年男子用低沉的语音把我的话翻译了一遍，几个年长的家属低声交流几句，年轻的孕妇急急地冲着我叫了一声，模糊难辨的低钝声音，生涩的汉语是："救他"。她甩开正在劝慰她的手，重重地对我说："卖房子，救他。"那种绝望的决心，即使分辨不清语音，也感觉到恻然。她捂住自己的嘴，把喷涌的哭声压抑到最低。

病人的姐夫迅速在一叠告知书上签字，老夫妻木然盯着每一个签名。"家里为了结婚，已经借债，现在的钱也是借的。"歪歪扭扭的字迹，不知道是因为不知所措，还是本来就不太会写。他显然不能完全看懂告知书上的汉字，视线越过所有字句，直接落在签字的那个框框里。那些专业的词句，经过他二传手的语义含混的传递，最后有多少是真的传递过去了呢？我不知道。

好不容易签完知情告知书，没过 10 分钟，病人的姐夫又在监护室的门口按铃要求见我。我到门口，发现其他家属都已经不在，可能去附近简单地解决晚饭了。"医生，那两个很贵的机器，我们不做，没有钱了。"中年男人低沉的语气一字一句地说："我签字。"

我凝神片刻，点点头，把 ECMO 和 CRRT 的告知书拿出来给他："都商量过了吗？"看着他一字一顿地签字，我问。

"是的。"他答道。白发人送黑发人！这对老夫妇无由地让我感觉像新民大街两侧上百年的柏树，苍老枯槁地在严寒的空气中，任凭命运的风雪无情地吹打，只能默默地承受。

长春冬天的夜晚真是漫长，整个夜晚在不停评估容量、监测内环境、调整药物剂量中一寸一寸过去，拖鞋踢里踏拉在监护床边兜兜转转。这是 ICU 医生日常的夜晚，没有人看见，没有人知道。在寂静的深夜，疲惫的眼睛仍然警觉地关注着血气分析每一个细小的变化。各种机器低级别的报警声在病房里此起彼伏地鸣响。

半夜时分，我在门口听到低低的啜泣声，是那个孕妇靠在走廊的长椅上，用袖子捂着脸，尽量不发出声音来，以免影响周围倚着靠着、躺着盹着的家属。那压抑的哀切的声音传递着一个家庭即将碎裂的声音，传递着一颗心脏破碎的声音。我并没有开门去安慰她，只是隔着磨砂玻璃的门缝静静地注视了她一会儿，或许，只有哭泣才能够缓解那碎裂的痛楚。

她抬起头，茫然的目光哀切地注视着 ICU 的大门，她看不到我，看不到我正在门内望着她。那个片刻，在不同的空间里，隔着那扇磨砂玻璃电动门，我们的视线交错在同一个焦点上。

那个没有停歇的夜班并没有安然度过，病人的血压惊险地维持在及格线上，肺水肿让氧合无论如何也维持不住，大脑的水肿也持续加重，病人的神智进入深昏迷状态。左支右绌的医疗手段阻挡不住病情像轰然开过的高速列车，毫无顿挫地堕入深渊。

两天之后，病人的姐夫过来签字，要求放弃治疗。"没有钱了。"中年人疲态倍现地在告知书上签下最后的字迹。孕妇妻子并没有在旁边，那是随时可能生产的状态，任何人都知道她不宜经受一次又一次的悲痛欲绝。签字的牧民的手有着厚厚的茧节，深深的裂口在茧节之间渗出血迹。

"请你告诉他，是个女孩子……我们再三跪求超声医生告诉的。"中年人低声央求我。监护仪的屏幕上，QRS 波的荧光线慢慢越来越迟缓的时候，我轻轻在那个大汉的耳边说：是个女孩子，她在几个星期之后，就会来到这个世界上……但是，永远沉睡的躯体无以回应那些柔软的盼望。

这样的重症肺炎，在我们重症医学专业看来，并不罕见，并不偶然。那个案例倏然成为一本整理完毕的病历，收藏入病案室整排整列壮观的病案库中，渐渐在我的记忆中淡去……

一年之后，有一天，医务科长忽然给我打了个电话："小胡，你现在到医务科来一下，医院收到通知，有个官司需要你出庭。"

官司？出庭……庭……庭，简直不相信自己的耳朵。科长从牛皮纸袋里拿出一堆材料，并学着官方语言，像利剑一样指着我："未向病人的监护人执行有效告知病情的义务"。我的胸腔中仿佛百万只野马奔腾而过，泥泞狼藉。我下意识地掏出手机，用镜面照了照自己的脸：圆脸上架了一副大大的黑框眼镜，下意识端详自己到底像不像一个"被告"。医务科长被我的呆萌表现搞得啼笑皆非，放缓了语气对我说："罗律师会陪你去那个县城的法院，你不用紧张，好好准备一下，还好罗律师懂蒙语。"

在纸质材料和逻辑清晰的语言中，我很快弄懂了官司背后的故事：老夫妻和长女夫妻倾全力，动用所有的积蓄为儿子结婚购置了婚房，并且举债举行婚礼。小夫妻婚后很快有了孩子。20天后降临世界的孩子、房产的归属成了争议的焦点。老夫妻认为，他们与孙儿是房子的主人，而妻子认为她和孩子是房子理所当然的主人。而我被牵扯进去的理由是：妻子曾经提出过卖房子救治丈夫，签字放弃治疗的权利到底属于哪一方？

属于哪一方？我动用所有知道的民法、刑法、侵权责任法的知识，一个字一个字地看着这个剪不断理还乱的故事。

在去法院的路上，我胸中翻腾着各种各样愤怒的质问。想当面质问那个姐夫，质问那个妻子，质问那对老夫妻：我到底错在哪里？你告诉我，如果那时是错的，我该如何做才对？我一遍一遍回想着那个通宵奔忙的夜班，那次困难的告知，那晚隔着玻璃门的对视，心中愤懑得要炸出胸膛来。博士生课题已经到了关键的步骤，我尽心尽责地忙完一个又一个通宵，此刻却要——上法庭。

电视剧里的对白并没有机会在现实中发生。蒙语的对话急促的、愤怒的、悲痛的在那个小小的空间里穿梭。到场的几位，容貌都已经在我记忆里消失。毕竟一年里每天进进出出有那样多的病人和家属。

草原上凛冽的风常年侵蚀过的圆脸，他们都有着朴实的外表和朴实的语言。外表毫无心机的一群劳动人民，让我简直不知道该把我的愤怒投向谁。罗律师简单地为我翻译："这是我们两家所有的积蓄，这是我们独生子唯一的遗腹子，那不该是我们的吗？"

"这是我的家，我和孩子不住在那里，该住在哪里？""我是他的妻子，为什么不能卖掉房子去救他。"

这是一场关于子嗣、财产、权利的家庭剧，而医疗的那一部分很快就询问结束了。

"患者的父母有权在患者妻子处于孕末期的特殊情况下，委托姐夫签署医疗知情告知同意。"我大大松了一口气。却发现，所有人的视线自始至终都没有投向过我。那些曾经灼热地聚焦在我身上的视线，现在在他们的空间里交换着愤怒，交换着委屈……

啊！在一场关于子嗣、财产、权利的家庭剧中，我并不在他们的语境中。只是一个飞来的榴弹片，却把我砸了个重伤。

年轻的母亲体态不再臃肿，赭色的面庞有着与年龄不符的阴郁，她低头用汉语艰涩地说了一句："我想救他"。

博士生的脑子不由自主地开始快速假设：假想那天我如果在第一时间给他上 ECMO，光凭 VV-ECMO 只能支持肺部的进行性加重，不足以维持那样严重的感染性休克的，需要加用 CRRT；如果血和痰的标本有机会送宏基因测序，就有可能知道病原体；但或许中间还需要转 VA-ECMO……唉！

我深深地叹一口气，用手机的屏幕下意识地照照自己的脸：短短一排刘海下是一副大大的黑框眼镜。胡博士，你像个傻瓜，你的脑子被 RCT、Meta、SCI 踢坏了。你和他们不在一个语境中，却妄想用渺小的十八般武艺来改变命运。胡博士，你像个傻瓜！被数据分析蛀坏了的脑细胞，根本分析不来这荒诞的剧情。

我沮丧地把眼镜摘下来，重重地搓着酸痛的眼睛。

法律上我没有事，却被气得快炸了；气得快炸了，却发现每个人都值得同情，根本没有一个坏人。

回到医院的时候，我没有直接钻进温暖的大门，在 12 月刺骨的冷风里，绕着医学院巨大的建筑群一边走，一边发呆。墙壁厚重的巨大建筑曾经是伪满洲国的国务院，森冷地耸立在长春市中心，巨大的松柏间，乌鸦凄切地低鸣。我像一个刚从火线下来的伤兵，不知道被敌军所伤还是被己方误伤，反正莫名其妙伤得很重。纠缠混乱的思绪需要在真实广阔的空间里再多盘旋一会儿，在冰冻的湖边多冷静一会儿，才能回到空气浊重的监护室，继续下一场和再下一场的抢救。

创作谈

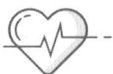

这是吉林大学附属第一医院胡医生发给我的案例，请我帮她写成故事。她自己写成的前因后果总共只有 500 个字，我读得出异常的委屈。

在重症医学这个专业里，我比胡博士多了 18 年工作经验。最初看到胡博士的委屈我就明白，她还太年轻，离开学校不久，对复杂局面没有充分的经验。

医疗谈话，在某一些场合很像商业谈判，桌面上的甲方乙方之间充分沟通，交换意见，最后达成共识，签署知情同意书，结为一个暂时的合作共同体，责任和义务分明。但这肯定不是全部。

中国的家族观念和人情社会决定了有些谈话就像外交谈判，存在着多个利益攸关方。各方从自己的视角出发，从自己的利益出发，评估医疗决策的必要性。各个利益攸关方希望的医疗结局并不一致：有些在乎支出；有些在乎质量；有些在乎时间……世上难有一箭数雕的事，于是医生面对这样的"局"，就恍若一国的外交官到了六方会谈的谈判桌，容易出各种状况。

胡博士这样优秀的医生就是缺乏在复杂状况下历练的社会经历，在各个利益攸关方的暗战里被裹挟了进去，遭到无妄之灾，当了一次被告。内心很受伤，却连被谁伤害都说不出个所以然来。

反过头来，站在病人家属的立场上看，这也是很常见的一种医疗困局：在这个病人的治疗上，明明我出最大的力气，我出全部的医疗费用，七大姑八大姨没有出半分贡献，却要加入好多莫名其妙的意见去影响医生。偏偏他们在亲缘关系上也很近，那我应该怎么样去和医生沟通，进入单刀直入的高效沟通通道？

这种复杂的告知在 ICU 不算少见，有的家属处理就很直接有效。比如有一位，当众，当然也当着医生表明：我虽然不是家里的长子，但是父亲最近十年来一直住在我家，由我负担所有生活和医疗支出，眼下父亲的医疗决策我说了算，字我来签。

这是"谁承担最大责任，谁具有最大发言权"的方式。在人情社会的现状下，算是个有效的法则。当着众多亲属，无人反对，这位最具备发言权的代理人就可以有效签署后续的所有医疗文书。从医生的角度来看，从此可以省略来自大家庭的很多舆论压力。多边沟通变成了甲方乙方的沟通。他自己，因为在既往多承担的若干家庭责任，来自亲属的舆论多半也会倾向于他。

其次是流程合法和第三方见证的方式。知情告知的代理人，有权在病情危重的时候代替病人签字。而代理人并不只是配偶、子女，其他人被本人有效授权的情况下也可以成为代理人。这样说话太难懂，故事里的"姐夫"就是一位有效授权的代理人，他的授权是在病人昏迷，病人的父母、妻子都在场的情况下执行的，姐夫的签字在法律程序上有效，这也是最后胡医生被判没有过失的原因。

有时候，多个利益攸关方达不到妥协的程度，就只能出动法务和摄像头了。医生真的也挺难的，清官难断家务事，而在关乎生死这样重大的"家务事"在医疗决策上，医生必须保证要有逻辑清楚的诊疗技术，还必须厘清各方关系，妥善处理。

当我听完胡博士的故事，我就想对她说：医患关系其实是社会各种关系中的一种，大多没有鲜明的对错、恩怨，这就像黑与白之间有很多深深浅浅的灰色，有些就像这样："我不在他们的语境中，而一个飞来的榴弹片，却把我砸了个重伤。"

这和改善医患关系没有什么关系，只是在告诉我们现实的复杂程度。没有这么多坏人错事，不能用象牙塔里的习惯去和原生态的丛林法则较劲。算了！松弛一下，缓和一下，吸取经验教训，继续去面对复杂的未来。

她为什么可以成为幸运儿

我信任医生的抢救，接受任何临床后果。家属
愿意和医生一起承担福祸难测的风险，使医生
可以去勇敢探险，争取最好的临床结果。不得
不说，父母的理智和信任为她争取了奇迹。

2015 年 8 月 25 日，11 岁爱霖从 10 楼窗口坠楼。今天（100
天后），她出院了，走路又憨又猛，笑声又呆又萌。和所有 11
岁大的孩子一样，马上就可以回到课堂里去。我当然高兴。因
为我是成功的前线指挥官＋作文之战神级学霸。而且，3 个月
前，我 41 岁的生日许愿，就是她的重生。求仁得仁，是为幸福。

她为什么在这么严重创伤后存活？作为一个从事重症医学
专业 20 年的医生，说说我对创伤急救的看法。

急救一体化梯队。在大多数普通民众的心目中，治疗创伤
是外科医生职责，外科医生就像一个修理员，把撞坏的器官修
好。手术能做下来，做好了，病人就可以好转。其实重症多发
伤的治疗并非如此。这不能用手机摔了一下来打比方，人不能

"关机"修理。复杂伤情不容医生好整以暇地检查和判断，伤者常常已经出现多个脏器衰竭的表现。

爱霖来院后已经处于休克状态，低体温、凝血机制紊乱、截瘫、呼吸困难。生理耗竭，处于严重衰竭的边缘状态。同时目测胸、腹、骨盆，都有严重撞击的表现，难以靠一次检查诊断明确。合并的错综复杂的骨折限制了搬动检查的可能，顽固的低血压表明了多个部位在进行性出血。

这种状态下无法立刻手术，因为无法即刻判断哪一处是最为致命的伤情。盲目探查必定顾此失彼，造成更大量的失血和凝血功能崩溃。

在她到达医院的 20：30 到进入手术室的 22：30 之间，我们做了以下操作：

左下肢托初步固定严重骨折变形的左腿。

颈托固定颈部。

头、胸、腹 CT。

气管插管，用呼吸机维持氧合。

留置胃管、导尿管。配血。

深静脉置管，快速输液维持血压。

B 超做第一次创伤 FAST* 检查，发现左侧胸腔积液。

---

* FAST（focussed assessment sonograph for trauma）检查又称为创伤重点超声评估法。1971 年 Kristense 和同事开始引入超声来辅助诊断腹部损伤，此后超声被广泛用于腹部的创伤评估。1966 年，Rozycki 等人提出 FAST 的概念，此后 FAST 诊疗规范逐渐被建立和推广。

左胸腔闭式引流。引流量 500 毫升。

建立第二处深静脉插管，维持内环境。

B 超做第二次创伤 FAST 检查，发现右侧胸腔积液，腹腔积液。

右侧胸腔闭式引流。引流量 1 000 毫升。

B 超做第三次创伤 FAST 检查，发现腹腔内出血量持续增多。

腹腔穿刺抽出不凝血。

外科决策急诊手术。麻醉科准备自体血回输。

在治疗和操作上，医生几乎是马不停蹄。2 个小时内建立了所有的生命支持通路，同时大致明确了初步诊断。这是外科医生还是内科医生呢？这是以急救科医生为主体的团队。在危重的多发伤治疗上，把控整体方向的是急救专业的医生，这就是为什么在汶川地震、铝粉爆炸等严重群发外伤中需要调集大批急救和 ICU 医生的原因。

B 超、穿刺，这些操作全部由训练有素的急救专业医生一站式完成。可以节省很多宝贵的时间；同时急救专业医生对人的整体判断是一个专业特长，这个特长是提高重症多发伤存活率必不可少的要素。所以成熟的急救科医生必须兼备内、外科的功底。

这是一个不被理解的辛苦工作。急救医学是一个"晚熟"专业，一个急救专业医生的成熟需要工作 10 年左右的成长期；需要学会大量操作；抗压的心态更需要天赋。急救医学又是一个非常辛苦的专业，注定了会有很多的突发事件打乱医生的正常生活，注定了医生24小时不能关机，在我几年前的微博里写过这样的内容：现在，每个医院熟练的急救科医生都数量不足，身心疲惫，这是一个无奈的现实，但是在危重多发伤发生的第一时间，有经验丰富的急救科医生接诊，纳入一体化创伤救治的ICU，对于病人来说是一种幸运。

创伤外科。为她进行手术的是哪个专业的医生呢？这个专业不易被大众理解，答案是创伤外科医生。为什么不是胸外科医生，为什么不是普外科医生，为什么不是骨科医生？为什么不是几个科医生同时上台一起手术？

因为人是一个整体，在各个脏器都受到严重冲击的现状下，她需要"损伤控制策略"。通俗的话说，就是需要丢车保帅，抓主要矛盾，用最快的速度、最短的时间保命，用最直接的手段减少出血，用最"野蛮"的手法维护"活下去"这个基本要求。

而至于精细的修缮，可以留待生命体征稳定后再做确定性的手术。执行"损伤控制策略"的外科医生，就是创伤外科医生。

爱霖上手术台的时候，心电监护只有逸搏心律，就是心脏快停的前兆。她有多发肋骨骨折，不能胸外心脏按压。麻醉师准备的自体血回输装置立刻把胸腔引流出的1 500毫升自体血回输体内。这个1 500毫升血在最危急时刻延缓了死亡的脚步。就是这样推着肾上腺素，输着自体血开始的手术。

切脾脏，花了几分钟。补肝脏的多个裂口在创伤外科医生来看，尚属于常规。但是看到十二指肠破裂的时候，大家都有心都凉了的感觉。十二指肠是消化道的交通要道，补不起来，也切不掉。造瘘*是迫不得已的做法。在腹腔内填塞纱布压迫肝脏止血，在腹部留了胃造瘘，十二指肠造瘘，空肠造瘘，多根腹腔引流管，这都是"损伤控制策略"下执行的做法。这个手术总共花了2个小时。爱霖能活着出手术室，已实属奇迹。所有的骨折全部以初步固定来初期处理，原则就是减少出血，减少手术时间。

这是创伤外科医生用"快"与"粗"的手法维持的生命。

创伤外科也是一个不被理解的专业，毋庸置疑，那需要多面手，需要快速，需要比别人更刚硬的心气，在不得已而为之的危急状况下手术，需要在半夜不断被叫来开急诊刀。网上奇文"狗都讨厌的医生爸爸"，这是属于外科医生的辛苦和付出。很多医院并没有这个专业的设置，因为太辛苦、太危险。有这个能耐的医生其实天赋都不低，也可以有别的选择。

谁也不愿意做又危险、又辛苦的人生选择，所以这个专业必然是供远远少于求。在复杂的多发伤手术中，遇到这样的外科医生实属幸运。

患方的支持和信任。而后是病情告知的问题，常人总是觉

---

* 造瘘，此处是指把十二指肠的开放性创口在腹壁做一个开口，与外界相连，暂时缓解十二指肠破裂导致的生命安全隐患。

得，医生让家属一次又一次地签字，不胜烦琐。手术室门口的家属有多么焦虑，为什么没有人来缓解他们的焦虑；明明是紧急的手术，为什么还要叫签字？

这通常是一个无奈而两难的问题，因为医生在手术室、监护室内忙碌，越紧急的情况，越忙碌——需要顾着病人反复无常，无法预料的生命体征变化。急诊手术，会有"探险"的性质，会有复杂多变的因素存在。这就像探险南极，在出发前你能不能叫探险者保证：你必须硕果累累地回来？

走下去，有一半是无法预先解释清楚的。但是医生一定会努力让病人活下去。信任是最大的支持。所以爱霖的父母在当晚表示："我理解所有风险，相信医院的抢救，可以接受任何状态的后果，唯一的要求就是尽力而为。"这样清晰而有力的表达，是对急诊手术医生最有力的支持。

这之后的每一次手术，都不是在"稳定"的基础上四平八稳做的手术，但是家属始终表达的是：我信任医生的抢救，接受任何临床后果。家属愿意和医生一起承担福祸难测的风险，使医生可以去勇敢探险，争取最好的临床结果。不得不说，父母的理智和信任为她争取了奇迹。

这个晚上，输血的总量超过 3 000 毫升，加上手术中的自体血，超过成人体内的总血量。

一般人想到的是：把丢失的补回去，总共也就 3 000 毫升左右，不就可以了？手术后，如果没有持续的出血，输血也就没有必要了，为什么需要这么多的血和血制品？因为在急诊手术后，病人会出现组织水肿，血管通透性增高，凝血因子的大量丧失，这造成了实际需要补回去的血量远远大于当时她丢失的血容量。爱霖是幸运的，募集献血的微信打动了众多家有宝贝的父母的心，附近市民热心排队为她献血，因此大量的A型血保障了后期的供应。

目前的血制品都来自无偿献血，爱霖的伤情尤其打动了众多70后、80后的心。在献血者中，很多人都已经为人父母，"老吾老以及人之老，幼吾幼以及人之幼"是中国人传统美德的传承。本地市民的爱心和媒体的呼吁为她带来了幸运。

骨科。爱霖在送到医院的第一时间查体，就发现脊柱受到了严重的创伤。当时的CT显示从第四颈椎到第二腰椎，十几个椎体，几乎每一个都受到不同程度的损伤。而且她的下肢不能活动，提示脊髓的某个部位有严重的损伤。

脊髓损伤可能会留有严重的后遗症，如截瘫。当年的桑兰在美国西奈山医院接受治疗，还是只能接受终身轮椅的命运，这是大家都熟悉的事实。

如果是彻底的脊髓横断损伤，手术方式就是在2周左右做支撑和稳定；如果是部分损失，可以在某个时间段做减压和稳定。这样脊髓减压后可以恢复部分神经功能。爱霖的情况属于第二种。她在伤后第三天下肢可以轻微活动，表明了脊髓并不是彻底横断损伤，尚有可修复的部分。

这个手术时间点的判定是个难点：太久，脊髓受压严重，减压也没有效果；太近，全身的状态过于脆弱，多脏器功能的损伤，无法经受俯卧体位的全麻大手术。

　　而且，脊柱的结构复杂，经过暴力挤压后的形态，根据CT片和MRI片，无论怎样"三维重建"，都无法真正再现病人的真实损伤状态，真实状况要靠医生在手术中做判断，这是脊柱手术需要的技术含金量，这也是为什么需要借助先进的3D打印技术建模的道理。

　　当3D打印模型从机器中取出的时候，第三胸椎处自然断裂，这不是模型不结实，而是它模拟了真实的损伤程度。爱霖的脊柱在第三胸椎处完全断裂，她在20多天内一直依靠平卧体位，依靠韧带软组织连接，这是一个多么脆弱的连接？一个翻身就可能导致脆弱的脊髓完全断裂。

　　胸椎手术很难，因为椎体细小，椎弓根才3.4毫米，架起这个"立交桥"的柱子也是3.5毫米，这个柱子也就是椎弓根螺钉，需要靠术者精确的手感，一分一厘没有偏差地打入，打破的结果会人为损伤脊髓。

　　手术中印证了3D模型的真实度，胸2-3AO分型C*，关节突及周围软组织严重损伤，后纵韧带复合体完全断裂，硬膜破裂疤痕愈合。胸椎给予固定并植骨。这是第一次用3D技术在术前设计椎弓根钉导向的尝试。虽然最后完成还是靠主刀的精确手感，但是为将来3D骨科工作室的实用推广做了第一次

---

* 胸2-3AO分型C，是指胸2～3椎体伴有脱位扭转的脊柱骨折，是脊柱骨折分型最重的一种类型。

尝试。

术后支撑身体用的背心被小朋友戏称为"忍者神龟壳"，它用来支撑和稳定身体，让爱霖在一个半月后就可以下地站立和进行肌肉训练。

医生能够达到的技术高度，很大程度上建立在宽而深的基础知识架构上，建立在对跨界新技术的关注上，建立在医学人文思想上。爱霖接受了这样成功的一个脊柱手术，她最后不需要接受截瘫的命运，不得不说是很大的幸运。

重症医学科同质化运行。第一个月，大门常闭的 ICU 门口，经常有人问，"这么久了，她还没有脱离危险吗？""她稳定了吗？"这些问题其实很好理解：俗话说伤筋动骨一百天，意思是骨折和软组织的损伤需要大致 3 个多月来慢慢修复。但这通常指的是稳定状态的骨折。

巨大暴力破坏过的机体在创伤的最初两个星期，经常是处于一种高空走钢丝的"平衡"状态。重症医学科的医生，一天 24 小时的责任就是维持这种"平衡"。在爱霖从手术室进入 ICU 的最初 2 天，她带出来的血迹斑斑的床单，一动没敢动，生怕压迫止血的多个部位在轻微的活动下再度出血。

她的呼吸、循环、肠道、肝、肾、凝血，各个系统、组织、器官都处于勉强维持的"平衡"中。ARDS*、腹腔高压、创伤性凝血病、肝衰竭、感染性休克，这些专业名词并不为公众熟

---

* ARDS，急性呼吸窘迫综合征。

识，但都是现在学术的难点。有一个出现问题就牵一发而动全身，更何况这么多复杂棘手的问题集中在一个小女孩身上。

她是否稳定？此刻也许，下一刻未必。这就是为什么ICU医生总没法解释"稳定"的原因。重症监护是个"跑马拉松"的专业，是个需要团队整合的专业，因为无论白天还是晚上，病情都会有变化，无论你此刻维护得多好，一个班的出入量、电解质没有调整好，第二天的查房时就已经面目全非。

重症专业并不是一个成功的领军人物就可以撑起一个科室的成功，危重病人的特征要求团队同质化运行。四十多天、一百多个班次的传接中，没有人为的细小失误。这不是时髦的"精准医疗"，而是精准传递的职业素养和行业规范。重症医学也需要突破学科界限，从ICU到手术室，执行无边界的监护任务。这是不容易的，也是她的幸运之处。

从"百米飞人"的创伤急救队伍，到"马拉松"耐力的重症监护队伍；从跨界的3D技术，到无边界的整合能力。既要探险的精神，又有高度的自律，医生注定必须是精英从事的职业。希望更多的奇迹，就必须助力和振奋医生这个群体。

宝贝再见，恭喜你今天可以回到学校，你美好地活在这个世界上，是对我们这个职业最好的赞美。慢慢地我会忘记你，爱恨名利都是负累，容易清空的简单的心，才能够一直目标明确，放下羁绊，承受重压。

Bush.Wrk: 遗憾，没有我们影像科什么事！ICU 医生自己会看片子。不过我还是转一下朋友圈。

海绵泡泡：碰到对医生信任的家属，也是一种幸运。要不怎么说只要一生病，中年男人的命就掌握在老婆手里。看得惊心动魄，想想都觉得屁股痛。

TL：看得想哭，不过我是 NICU 的医生，唉，感觉你们才是英雄，我好没劲。不过我也去献血了，我们小区好几个中年人都去献血了。

蚂蚁：我觉得抽取片段作为以后向家属告知病情的模板，比如说马拉松式长跑和高空走钢丝。

创作谈

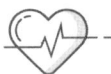

这个真实的案例是我成为一个叙事医学写作者的原点，是《亲爱的 ICU 医生》所有故事的开始，是人生的另一条起跑线。从此 41 岁的人生里，跑位飘忽地出现了另外一个职业定位，叫做业余作家。

这个多发伤的病例，因为病人的家属在朋友圈里发了一条："我的孩子需要大量 A 型血，请救救她"，引发了很多为人父母的中青年人的共情，连续多日，嘉兴血站排起献血长队，很多人指明献血给这个孩子，随之排队献血事件引起了新闻界的关注，连锁反应是很多人高度关注这个孩子的伤情[*]。

而我们的治疗，就是在新闻连续关注，记者不断采访的情况下艰难进行的。有一天中午，我接待了6个记者的采访。想想看，如果孩子死去，医院要承受多大的情绪围攻？想想看，10楼坠落的孩子有多少生存的机会。我是 ICU 主任，我有责任去解决这个困境。所以，我就在被记者不断采访的压力下，拿起笔，开始写一篇新闻"连载"。

我们嘉兴人骨子里有"连载"的文化基因，金庸大侠、南派三叔、我——一个从来没有写过小说或者新闻的 ICU 医生。

这个连载写了3个月，很多读者像追剧一样追了3个月，微信公众号的封面图，是我的手机拍摄的，各种手的图片。这当然是为了保护患者的隐私。手是有表情的，一开始，小手无力、水肿。接着是护士的手，握住她的胳膊示意她不要焦虑；后来，她手里拿着小鸭子，随时捏捏玩具鸭子叫护士姐姐过来，那段时间她气管切开不能言语；后来，她用手点开 iPad 上的电影，或者握着小哑铃训练肌肉力量。每一张手的图片都

---

* 编者注：互联网是有记忆的，现在网上搜索《12岁女孩10楼坠落　死里逃生的她急需 A 型血》，还能搜到2015年8月27日发布在"浙江在线"嘉兴站的文章，从记者的角度还原整个事件。

在讲述疾病的进程。我把那一系列手的照片叫作"图片叙事"。

孩子的家长每天在 ICU 门口等着我新的连载出来，转发新的文字，给亲朋好友，告知病情。排队献血的市民，像追剧一样在文字下方点赞和留言，为这个孩子的前途牵肠挂肚。新闻记者，唯恐出现在日报晚报的文字不够专业，连续追着这篇连载，大段摘录我的原文作为报纸的内容。到最后，这篇连载获得的关注，让我们医院的微信公众号排名上升了很大一截，获得了《医学界》的年度进步排名奖。

没有人知道，这个连载中，最难最难的一篇在哪里？万幸，那一篇没有出现。身为一个医生，我深深明白，这个过程有很大的运气成分在，完美的医疗结局并不常见。万一这个孩子在治疗过程中，死于肺栓塞、大出血、严重感染……各种并发症，我该如何表述这个艰难的事实。

就是出于这样一重"面向不确定的未来"的考虑，这个连载的写作方式和所有的新闻记者不同，和所有的故事连载不同，从开头到结尾，都是在表述难度，表述不可预测性，表述群体的力量，表述命运的力量。即使出现了那大家最不想看到的一章，我想也不会有人没头没脑地把怨气发泄在医疗上面。

为了这个目标，在所有文字中，没有出现任何一个医生的名字，没有医院的名字，没有任何一项技术被说得神乎其神。在我心目中，医疗本来就是这样的。

被这个事件所启发，我发现自己可以比"我是一个 ICU

医生"做得更多，后来，我写了20万字的《医述：重症监护室里的故事》及其他很多文字，我认为，或许老天给了我一些文字的天赋，就是要让我去完成这些使命的。

有一位医生在一次学术会议之后，特意跑过来对我说："殳医生，我们这些沉默的理工科男只懂得埋头做得像牛一样，委屈在心里，被舆论逼得说不出半句话，你是我们中间的文科生，你要替我们把医生想说的话，大声说出来。"

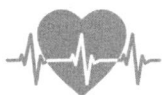

PART II

两全

这是我一生中最沉重的一天，两个角色，重重
地同时落在我身上。

我是一个心内科医生。

那天是我的"大手术日"。

一般人很难理解"大手术日"的医生：聚集所有的精神来
迎接一天在导管室的奋战，穿着沉重的铅衣，包裹重重手术
衣，集中所有精神，穿刺、置管、进导丝……中间会有失
败，再失败，汗湿重衣，最后，我会把预定的目标做完，迎来
疲惫中的收工。经常天已经黑了，最后，在导管室门外守候的
病人家属迎着我说："辛苦了，医生"。难言复杂的小小快感，
会像电流一样，通过我的心脏。

大手术日很累，一个星期中最累最紧张的一天，但这是我
生命的一部分，导管室是心内科医生的战场。当天的手术病
人，会一个接一个等在手术室的门口。他们眼睛里的期待、紧
张，让我们科室的医生养成了一个"亘古不变"的习惯：绝对

不可能在大手术日那天迟到。

爸爸的胸痛，在手术日的早晨来得特别剧烈。没有做心电图之前，我就猜到结果了——又一次的急性心肌梗死。开车送他去往医院的路上，我的内心，像被马蹄踏过的泥浆路，一片狼藉。

我不可能为自己的父亲做介入手术。并不是不会……急诊PCI手术也是我日常在频繁参与的常规操作，但是尖锐锋利的针穿下去，那是父亲的血管。皮肉之间神经锋锐的痛觉，他的痛，他的退缩，就像痛在我自己的身上。当痛苦的声音在叫喊，那是多少年早晨送你上学，晚上接你回来的那个熟悉的声音……我有没有勇气在看到连串的室颤波的时候坚决地下达指令——"非同步200J，除颤"！——不！……

我是一个凡人，血肉相连的痛觉，会通过基因，通过无所不能的神经末梢，让我感觉到，即使是一个成熟的心内科医生，我也不可能镇定如常地操作。

能把"大手术日"推后吗？恐怕是难的，业务繁忙的介入手术室，影像科技师、麻醉师、上台护士、负责器械的技术员，多少辅助工作的同事众星拱月一样协助一台手术的开始，站在主角的位置上，就像船长需要负责全船。

而手术门外，预约好的十几个病人正在等候：他们在昨天抽了血，做了各种术前检查，从昨晚开始禁食，让子女请假陪伴，在清晨更换了手术衣，准备把自己的肉身交给不熟悉的你。

在"大手术日"之前，介入科需要这个手术室来治疗大隐静脉曲张；在明天，血管外科需要这个手术室来给主动脉夹层的病人放置大血管支架……你看，在工作量满负荷的医院里，整个手术日的工作就像是不偏不倚"嵌"在那个时间的凹槽里，牵一发而动全身，不能推后。

我扶着父亲到病房的床上躺下的时候，已经脑补了无数会出现的痛楚、危险、纰漏。心乱如麻的焦虑层层包裹着我，忘记了带他的医保卡，忘记了每日必带的包和钥匙，慌乱的程度和大多数陪来医院看病的"儿子"无异。关心则乱，身为人子的决断，我必须把他交给"医生"。那些往常和我一样，镇定平静完成高难度介入手术的同事。

孙医生做完心电图，没有看我，也没有把图纸递给我，没有像日常一样，一起面对一幅心电图交换彼此的判断。

"我会搞定，放心。"不容置疑的语气中我已经明白，那的确是又一次心梗，我的父亲需要急诊介入手术。握着父亲的手，感觉一下那种粗糙的血脉相连，我点一点头对孙医生说："交给你了，拜托。"不敢再停留，身为一个儿子，把父亲的生命，交托给我最信任的同行。

孙医生是我的战友，无数次在他身边，配合、协作、讨论、再尝试……我太了解他的医术和修为。此时此刻毫无疑问他会处理得比我好，他会剔除七上八下慌乱，剔除休戚相关的痛楚，把技术平静地发挥到最好的状态。

没有日常的告知、同意、签字。技术上的了然和感情上的信任，简化成了"拜托"和"放心"。

走进导管室，戴口罩、戴帽子、洗手、调整手术床、调整无影灯……把翻腾的心情，从惊涛骇浪压抑到波澜不惊，在仪式感一样的程序中，恢复我从一个慌乱的儿子，向"医生"走去的脚步。今天，是"大手术日"。多少个病人在手术室门口，等着我说："很顺利！"

很顺利，血管穿刺置管，稳定如常；导管的到位，稳定如常。心脏电生理是我熟悉的专业领域，每一项操作，都充斥着信心。

我生命的另一部分，在寂静的空间，倾听着隔壁手术间的声音。介入手术室的隔音配置和环境，不可能听到任何声音从那边传过来。我不知道他们开始了没有，不知道进行到哪一步了，哪一段的血管出现了堵塞？能不能通过导丝，血管复通造成的心律失常有没有出现？

身体的每个基因，都在倾听，在等候。但是，所有的精力、能力、注意力，都专注在面前的手术台上，在我视线所及的蓝色无菌单遮盖的病人身上。

发挥如常，顺利做完第一个，手术的间隙，隔壁介入手术室做助手的同事迅速地跑过来对我说："已经在进支架了，顺利！"

像所有等候中的儿子一样，我呆立在手术室的感应式移动门前"哦"了一声。理智的手，把无纺布的口罩绞了又绞，阻止冲动的脚，去踏感应器的开关。

我是一个儿子，就不应该从那个门进去，站在父亲的手术床前，用关心则乱的情绪去影响正在手术的医生。孙医生的团队正在操作：扩张冠脉，抽出血栓，送入支架……或许会有恶性的心律失常，会需要电击除颤。这个过程需要纹丝不乱的镇定。

　　我是一个医生，就不应该从那个门进去，带了一身惶惑和无助回来，一个马上接台手术的医生，需要纹丝不乱的镇定！

　　站在那个门前，两只手无意识地把无纺布口罩的线、带子、钢丝，拆成蓝色一缕一缕，绞成混乱的一团。阻止自己踩下感应器的开关，走进那个手术间。我在过道里的踏脚凳上坐了下来，墙上的钟和我的心跳一样走得沉重而缓慢。助手李医生、放射科技师、上台护士，几个人的视线都在我身上。

　　他们不约而同放慢手里的速度，整理器械，打印报告，而并没有急着把下一个病人推进来。20分钟，我用一个姿势，呆坐在踏脚凳上，感觉自己快要成为化石。

　　"顺利！"戴着口罩的孙医生跑过来，探了一下头，做了一个OK的手势。他那边结束了，爸爸安全了！我的心重重震荡了一下，从喉头回到了胸腔里。

　　深深吸进一口气回到我自己的位置重新开始：戴口罩，洗手，穿手术衣，戴手套，铺巾……熟极而流的无菌规范，有着仪式化的郑重。提醒我，把所有的情绪都消灭在蓝色的无菌手术衣下，放空一切思绪，像上战场一样……

　　爸爸安全了。我也必须要完成我自己的工作，那些坐在导管室外面的病人和家属，都在等着我，说"顺利"。镇定如常，手术一个接一个，直到结束。这是我一生中最沉重的一天，两个角色，重重地同时落在我身上。

"怎么样了，我爸爸好吗？"最后，在收工、脱手套的时候我问道。"他好，他已经在稳定了。"孙医生从身后重重地握住我的手臂。我没有去脱口罩，眼泪在口罩的掩护下，狂涌出来。我不敢抬起头来，怕人看到，眼泪从口罩里狠狠地流下，蜿蜒在面颊上，苦涩地渗到嘴里。

感谢老天。后来，我的父亲慢慢好起来了，他会好的。后来，像所有手术后谈话一样，孙医生用医生的姿态告诉一个儿子，父亲在介入手术中的所有过程。我说不出一句感谢之语，怔忡之间往常最熟悉的一句话溜了出来："辛苦了！"

后来，我知道，那个普通的"大手术日"是我职业生涯中最重要的一天。

身为人子，我把所有的托付都全权交给了医生；身为医生，我在任何状况下，都没有辜负人子的所有托付。上天，把那种感觉同时带给我。选修课的《医学伦理学》教过我们，医生应该具备"专业精神"，医生的职业道德，应该具备"利他的精神"。

其实，当医学生的时候，我学得并不好，但是站在手术室门前，撕扯着口罩的那一刻，坐在踏脚凳上等候的20分钟……工作了20年的直觉告诉我：那是我在那个清晨做出的最正确的选择。

桑才华：很真实、很客观、很感人。本人实名认证：当天和葛医生一起工作到晚上九点。

憧憬：忽然间想起岳父在我老婆工作的医院做手术，身为外科医生的她，也不敢进去看手术，现在我确实感觉到了这种惶恐。

万木草堂堂主：每一个人都不能用道德绑架别人，不能因为别人不是自己这样思考就定义为异端，医家不治己病，这是常识！愿老爷子平安，医者父母心，而不是随意的诋毁他人，这一点，我喜欢作者文字平和，不攻击，不争辩。

创作谈

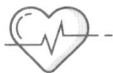

　　这个故事被我命名为《两全》是寓意责任和亲情两全的意思，它是由一个在网上引起极大波澜的新闻事件写成的。2017 年 10 月，台州医院心内科的葛医生，父亲发生急性心肌梗死，葛医生嘱托心内科的同事做急诊 PCI 操作。由于当天是心内科的"大手术日"，葛医生自己继续在导管室内坚持工作，直到当天所有介入手术顺利结束。这个事件被医院宣传部门写成宣传稿广为宣传，却遭遇了互联网上一边倒的"不买账"。

主要意见是：把孝道放在一边，坚持工作，符合人性选择吗？

影响力巨大的宣传稿，遭遇了互联网上影响力更大的意见反弹，造成了对当事医生的伤害，甚至有一度，葛医生拒绝接听任何电话。

我是这个事件的"吃瓜群众"，互联网上千千万万吃瓜群众中的一个。我不认识葛医生，没有采访过他，没有问过台州医院的医生，不知道事实的真相到底是什么。只是觉得对这篇宣传稿有点意见，对网上的舆论也有点意见，就在自己的公众号上发表了这篇故事，它甚至不能称为"非虚构"作品，对我来说，这就是虚构的。

文章发表后，很快收到了读者的留言，包括桑才华的医生留言。桑医生用实名认证的方式赞美了我脑补的各种细节的可信度。我读得出他留言中的含义，桑医生和我一样对医院宣传部门写的表扬稿有点意见，对互联网上汹汹的舆论，指责葛医生未尽孝道意见更大。为努力工作的葛医生抱不平，我的这篇故事，仿佛是在帮他诉说内心的郁闷，一吐为快。

来自互联网上的意见，很多都不是医务人员，对"医者不自医"的道理没有切身的感受，在普通人的直觉上，一个资深的医生儿子陪伴在身边，起到监督和随时讨论的作用，陪伴在大门紧闭的手术室里面，主诊医生是不是会更仔细操作，病人是不是会更安心和更安全，这个误区导致了大量的网上读者的站队。网名憧憬的读者好歹是医生家属，看过故事之后马上理解了这种职业的敬畏感。

相信有些读者和我一样，可能之前参与过辩论，可能在辩论中小小地受伤。在这个故事中找到了自己想陈述的观点。我写到这里，他看到这里，隔着时空相视一笑，悠然心会。

这篇《两全》后来被《中国医学人文》杂志和《医师报》评为 2017—2018 年度优秀作品。

我想告诉医疗圈以外的读者：医疗操作有结果的不确定性和不可预测性。即便是非常成熟的操作流程，技术最熟练的医生，操作的过程完全顺利，结果依然具有一部分不确定因素在内。急性心肌梗死的急诊 PCI 手术就是那样：堵塞的冠状动脉再通的时候，心脏会出现心律失常，有时候是凶险的室颤发作，需要紧急抢救。这种状况的发生与否和操作是否仔细和顺利，没有必然的因果关系。这个结论，作为长期在职业生涯中浸淫的医生来说，非常熟悉，心知肚明，但是医疗圈以外的普通公众却大多数不太明白。

内心太想要一个特别优秀的结果时，关键决策患得患失无法当机立断，动作流程就会走样。古代的医生早就感觉到了这种状态，留下了很多谏言。葛医生不为自己的父亲做关键操作，就是为了避免这样的患得患失。何况他自己的亚专业是心脏电生理，而不是冠脉介入手术。

在手术室旁观行不行呢？"近水楼台未必得月"，情绪会传染，过于关切和紧张必然影响到同事的发挥稳定。在无干扰的情况下稳定发挥，这是对病人的负责。情绪和理性的交战中，他选择了坐在门外。

另外，很多读者不明白的是：医生能不能随时停下手里的工作，请个假处理自己的私人问题。这仿佛是劳动者应该有的权利。尽个孝道，你们医生请个假就那么难吗？

在具体时间上，有时候真的很难。要不然，不会每年都有若干医生明知自己的身体不能支持，还勉力工作，甚至猝死。我在文中解释了"大手术日"嵌套在那个时间的凹槽里，动弹不得的原因。

"大手术日"的病人在一周前已经预约好、检查完毕；所有的辅助人员都已经就位；手术室在前一天、后一天都有其他科室的大手术。还有，有一些疾病不能等太久，医疗上叫做"限期手术"。种种限制导致了在那一个时刻，船长负责全船的状态下，全船都准备好了，船长不能随意缺席。越是资深的医生，可以由他人替代工作的机会越小。因此职业状态决定了，在特定的时刻，你必须在自己的岗位上调整到最好的工作状态去完成那些工作。

我不知道故事的主角葛医生有没有看到过这篇故事，自己的感想如何。转载超高的这篇故事多半是会看到的吧。写医院的故事，最难打动的人是医生。一个具备超高技术壁垒的行业，同行的评价，是最可信的评价。故事里的葛医生在这个事件里，守住了医生职业和家属角色最应该具备的素质，经历了凡人应有的喜怒哀乐，收获了情和义的两全。

短肠

在医疗决策中，对于一个具体的病人，没有绝
对的对与错、是与非，只有适合和不适合。

我是一个 ICU 医生。

从急诊室跑回 ICU 的路上，迎面碰到老陆一路走来，胖
胖的妻子在身后三步之遥看顾着他。

他扶着一个移动输液架，架子上固定着营养泵，大半瓶营
养液正通过营养泵的精确设置灌入他腹部的空肠营养管里。一
身蓝白条纹的病号服，腹部很醒目地用腹带包裹着，消瘦的脸
骨架毕现。这个样子，让老陆走在医院的长廊里异常醒目。

"罗医生好！"老陆的妻子和我打招呼。

"罗医生好！"老陆也看到了我，他极度消瘦的面容，和
两个月前已经有了区别，虽然仍然没有什么脂肪，但面颊上已
经有了神采，有了血色。

黄梅天的阳光十分宝贵地从玻璃窗外射进来，葱郁的树叶
带着水汽盈盈闪烁着初夏的神采。老陆在长窗下站定，朝我笑

一笑，说："我每天在长廊里来回走三趟，体力已经好多了。"

我习惯性地看看营养泵设置的速度，60毫升/小时。老陆是个"短肠"病人，他体内可用的肠道只有不到1米。我又习惯性地看看他的腿，小腿纤细，皮下脂肪消耗得厉害，仿佛要支撑不住体重。醒目的宽腹带裹着腹部，蓝白条纹的病号服遮盖的腹部，也遮盖着他的秘密：他的消化系统有一部分在腹腔以外运行着，手术疤痕刚刚完全愈合，空肠营养管从腹壁穿出，连着营养管路，结肠造瘘袋排出粪便。

他需要时刻推着营养泵，因为他的肠道太短，必须最大能力地使用肠道的吸收功能，时时刻刻滴入营养液，来维持生存所需要的热卡。

我深刻地体会到了不同，他此刻站着，在长窗射入的阳光下，在旁人眼里是一个明显有严重消耗性疾病的病人，但是我知道与几个月前，躺在ICU的床上，插满管子、引流、冲洗的样子完完全全不一样了，周围的光都有了暖色调。

我朝他笑一笑，很不习惯地看看他的身高。我和病人相处的每一天，他都是躺在床上的，床头按照院感防控的要求摇高30度角。我对病人，不太有身高的概念。他俯视我，很有优越感地呵呵一笑："罗医生，原来你个子这么小。"

几个月前，老陆进ICU病房的时候刚做完肠梗阻的手术——这不是一个普通的肠梗阻手术。因为胃癌，老陆在两年前已经进行了一次大手术。手术后消化不良加上化疗反应，让这个粗壮的中年人消瘦了很多。这一次的肠梗阻，腹腔内粘连得厉害，肠道坏死，手术切掉了大段的小肠。但由于上一次手术的吻合口疤痕开裂，无奈之下，又做了胃造瘘、空肠造瘘、结肠造瘘。漏入腹腔的粪性液体可能会引起严重的感染，所以两侧和盆腔都放了引流管。粘连和炎症严重的腹腔渗血很厉害，手术没有办法进一步进行下去了。

手术结束后，老陆被送进 ICU 监护。麻醉师、外科医生一轮轮和 ICU 医生交接班，交完班，他们意味深长地说："唉！看你们了。"

如果生命是一个有质量的固体，那么此时，老陆的生命只剩下了很小很小的一块了。感染性休克、大量失血、严重的营养不良、肺水肿、肝肾功能损害，这些急性问题累积在一个肿瘤病人头上，总会有惯性力量问你：即使全部看好了，又能维持多久，又能是什么样的生活质量？

当老陆从全麻的状态下醒过来，深深凹陷的眼睛格外地惊醒而恐惧。我看到他的眼神就知道，他是那种对生活没有放弃希望的肿瘤病人，那种恐惧十分复杂，怕痛、怕未来、怕自己的腹部不知道做了一个什么手术、怕"被放弃"。

"没事，手术已经做完了，现在肚子上都是管子，好可怕。"我顿一顿，接下去说："但是会慢慢好起来的。"ICU 医生做久了，我早已习惯一个人的"对话"。气管插管的病人不能说话，但是表情会和你交流。如果你说不中他的心思，病人会格外焦虑。

"手给你绑着，因为怕你睡着的时候不当心拔掉了重要的管子，老婆在门外，昨晚都在，我已经告诉她你醒了，过几个小时她会进来探视。"我看着他的表情，一路说下去。他表情似乎是点点头，头微微动了动。一个健康人不会知道，在病重的时候，人的躯体是这么的重，抬手、点头都非常非常费力。

"口干，肠子眼下不能正常运作，所以不能喝水。尿急，是导尿管的关系，小便在正常出来。"我继续对他说。并不是我会读他的心思，这是长期做 ICU 医生的经验。病人对未知的东西非常担心，基本的不适感觉，就是口干、尿急和疼痛。

如果病人知道这是个必然过程，就挨得住时间。如果不知道，内心会抓狂，接着表现出无法合作的躁动和躁狂。几句话说完，老陆点点头，表情放松，进入浅镇静状态。合适的语言有时候比镇静镇痛的药物还要有效。

"主任有催眠术。"床边的责任护士小燕讪笑一声。

人脑的结构十分复杂，强烈的意念有时候像狂暴的野兽，用药物会突然收束不住。合理的解释，几句话就可以把这些意念调整好，和小剂量的药物一起，把镇静深度调整在有效的范围内。

"医生，我们要全力救他的，他会配合的。"老陆胖胖的妻子，表现出极其坚决的态度。"他才 65 岁，很乐观的，我觉得他一定可以过这一关。不用担心，他的医保报销比例不错，家里也有条件看病。如果需要用自费药，我们承担得起。"

家属的态度，家庭的经济条件，对这一类危重病人特别重要。肿瘤的病程已经超过两年多，老陆的妻子和医院打交道已经颇有经验。

几句话沟通下来，我已经明白，老陆的家庭是那种听得明白道理、接受现状、有经济能力，又有积极意愿的人——这实际上是最支持医生的助力。

那就好！有经济的保障，有家属的支持，有病人本身活下去的强烈愿望，医生就可以全副心思对付医疗上的技术难题。那是需要用尽全副心思和耐力去面对的困境。

好不容易捱过感染性休克的关口，肝功能损害每天加重，黄疸指标居高不下。老陆的面孔蜡黄，浑身都是蜡黄的颜色。好不容易用造影的方式分清楚可以使用的肠道，腹腔引流提示有了新的肠瘘。

好不容易脱离了呼吸机，建立了少量的肠道营养，切口下的愈合不良和腹腔的感染连成一片。最最困难的是一米左右的肠道，还是屏障功能不全的状态，每天从空肠少量灌入营养液，吸收不良，从结肠造瘘袋里留出的水样便有时候一天有1 000毫升。

切口毫无悬念地全层都没有愈合，没有有效的营养摄入，机体长不出新肉来愈合那样大的伤口。ICU医生面对的像盘丝洞一样的困境，不是绝大多数人能够明白的。

"你们为什么不给他多增加点营养？"——因为他的肝功能不能代谢，因为他的肠道只有1米。

"你们为什么不给他用好一点的抗生素？"——因为肠瘘

只要引流不畅，抗生素用了也效果不大，多用还会损害肠道菌群。

很多家属都曾经用这样的问题问过我，老陆的妻子不会，谈完病情的时候，她也哭泣、也顿足，但是反过头来，她会说的是："我劝他好好配合医生，你们再尽一把力。"

那一个月，老陆瘦到了极限，在一个人人都有超重风险的物质丰裕的时代，你简直不能够相信一个壮年人可以瘦到那个程度。蜡黄深陷的面孔，好似骨架上面蒙了一层皮肤。满肚子的引流管，薄薄的腹壁，好像皮肤下面就是肠子。可以清晰地看到腹主动脉在搏动。

巩膜黄染的眼睛，每天都紧张而有点期待地等待着我们的查房。他会小心地听着治疗计划的设定、CT 的结果、营养方案的调整、每天的化验趋势，会有情绪的起起伏伏。

我们床边查房，对他没有隐瞒和回避。在和老陆的一天天接触中，我知道他是个内心颇为坚强和接受现状的人。明白困难，明白计划，对这样的病人来说，有助于他做出自己的心理调整。我不再问自己做这一切有没有意义，老陆的眼睛里，有燃烧的生命力。只要活生生的生命力没有熄灭，我们要陪伴他继续面对各种现实问题。

走在感染、营养不良、愈合不良的、器官功能障碍的迷魂阵里，老陆的力气还是一点一点回来了。

纠结曲折的一个月过去了，最好的结果是：那 1 米的肠道被充分地使用起来了，每天滴入空肠管的营养液已经达到

1 500 毫升（1 500 千卡）。

不太好的结果是：切口仍然没有愈合，肠漏虽然局限了，腹腔冲洗和切口引流，每天仍旧要花费巨大的人力物力来对付。

老陆还活着，而且可以离开 ICU，到病房去了！

转科那天，老陆用骨骼粗大的手做了一个 V 字的形状。"等我可以下床了，我走回来看你们。"他看看自己肌肉消耗后，只剩粗大骨架的小腿对我说。没有离开过床的病人，估测身高其实不太准确。

"医生。"老陆很有身高优越感地俯视我，重新站起来的老陆体重已经长回 50 公斤了。"我很佩服你。"我摊一摊手，"ICU 的治疗是好多医生的心血，还有外科医生，换药其实真的换得很辛苦。"

"但是你特别懂我的心思。"连续的步行后，老陆面色有点红，略微有点气喘。和那时黄染深陷的面孔不可同日而语。"你什么都不瞒着我，后来我也明白，路要靠我自己走，但是你会指引我，不会放弃我。"老陆的声音低沉，可能是气管插管留下的黏膜损伤。

站在日光斜射的长窗下，对着老陆夫妻离去的背影拍一张照片，保存在手机里。我用胸牌刷一下门禁，进入封闭状态的监护室里去继续一天繁忙的工作……

医生的学习生涯是一辈子的事，学指南，学临床思维，探索新的技术。20 年过去，人到中年，我才慢慢领悟，每一个生命都是独特的个体。没有任何既定的评判标准，让你来称量这一次的治疗有没有意义。

探索人性，探索生命的意义，或许是临床医生的工作中分外精彩的一部分。

后记

1 年多之后，老陆再次进入 ICU 的时候，他的疾病进入了最后的状态。消化道出血，肠道粘连，肝功能严重损害。极度消瘦的他已经无力呼吸，羸弱的肠道无法吸收任何营养物质。

"他要求活过这个日子，这是他的 65 岁生日。"老陆的老婆在气管插管的签字单前，没有多少犹豫就签下了同意。老陆自己还有意识，坚决地点头同意做气管插管。他的求生欲望强烈得惊人。

生命最后的日子里，在呼吸机的支持下度过。他很少醒着，没有人知道醒着的时候他会想什么。在 65 岁生日那天，老婆带来了几个粉红色的气球，拴在他能看得到的床栏旁边，带来了一个很花哨的小蛋糕，坐在床边陪了他很久。

不知怎地，她说起很久之前一起等绿皮火车的事。越过非常遥远的时间，火车站前还是一大片油菜花田，黄色的油菜花在春风里灿烂得耀眼。绿皮火车晚点了，但是不要紧，两个人一起坐在月台的长椅上，简单的行李搁在脚边。明艳的阳光下，蜜蜂在花田间嘤嘤嗡嗡地忙碌，白云不断变幻着身姿，铁轨一直蜿蜒到看不见的远方。

立禾：看得泪流满面，心里好难受。

Lilyliu：病人的真实意愿也会受很多因素影响，也会变来变去，病人和家属趋于一致就好，心安就好。

Mavis：我实习的时候，护理过临终的病人，真的觉得无论多细心的照顾，多热情的鼓励都实在太无能为力了。后来，年纪大了才慢慢懂得，需求不一样，真的，那会儿那个年纪不会懂得。

阿霞：我的父母身体健朗那会儿，很郑重地跟我说过，如果他们到了那个时候，不插管子，要平平静静地去，我点头了。可是后来，真的当事情到了面前，我却决定得一塌糊涂。事后真是想抽自己几个耳光。但是如果再回到那个时刻，我可能还是会决定得一塌糊涂……人哪！在医院里，就知道有多无力无能。

康康爱小炒：有些人会说：那样没意思。意思这个词很复杂，每个人都有自己的定义，少评论别人的意义，给自己多点意义比较好。他愿意就是他的意义。

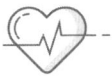

文章的主角老陆在不久之前去世。他的治疗完全按照他的心愿来。在漫长的治疗肿瘤的时间内，夫妻两人多次聊起死亡的准备。深入的程度，包括穿哪套棉毛衫，带不带扇子。就像一个即将远行的人，交接清楚在这里的种种事务，带上随身的行李，选好时间即将出发。所有这些准备好之后，在真正告别的时刻来临的时候，妻子和子女并不很悲伤。没有常见的那种号啕和捶胸顿足，仿佛就是在车站送走了一个远行的亲人，有点恋恋不舍，有点安静的失落。

对于老陆的治疗，医生们有过讨论：是不是"过"。明知肠黏连的并发症不容易度过，还是努力用肠内营养加肠外营养的方式，一步一步艰辛地往前走，似乎只是为了增加生命的长度，病人在后期深受营养不良的折磨。

我的理解是：在医疗决策中，对于一个具体的病人，没有绝对的对与错、是与非，只有适合和不适合。他承受得起，他愿意承受，他有所期待，他在生命最后时间里，选择再等一等，选择和妻子一起相伴走过 65 岁生日。那我们就在可行的范围里，陪他一起度过那段时间。

在医疗处于蒙昧阶段的时候，很多治疗莫名其妙，但是医生的这部分功能始终都在，有时候这部分功能像是神父或者僧侣；在未来憧憬一下那种换脏器、克隆脏器、医疗达到难以想象的境界，人生的痛苦仍然在，缺憾仍然在，死亡仍然是最终的归宿，恐怕仍然需要有人担负这一部分功能。

在疾病的战场上，交战的双方是疾病和病人，而我们医生有时候像场边的教练员，目睹着战局的发展，适时地吆喝鼓励我们的队员，调整战略，调整心态，陪伴着己方的伙伴接受终局。

有些问题，科学无能为力。科学给出最优的方案，却永远无法教我们一个最优的选择。

春风里的暂停键

身为一个常年处理外科危重症的 ICU 医生，
在这么多的辅助诊断信息下，我并没有诊断出
莉莉究竟是什么病。

我是一个 ICU 医生。

春意深浓的午后，从医院下夜班出来，一时兴致在花店的门口停留了片刻。在炫目的颜色和馥郁的甜香里徘徊驻足，淡粉色的樱花花瓣随风起舞，从树上飘落。迎面而来的关于季节和时间流转的旖旎气息，让我一时不愿意迈开步子离去。夜班之后心情复杂、情绪交错、身心疲劳，最适合在春日的艳阳里，慢慢平复。

转运救护车花了 5 个多小时把莉莉转运到我们医院，刚在 ICU 住院下来，当地医院吴医生的电话又急吼吼地"追"来了："郭，这个女病人很奇怪，诊断有困难，这个趋势会死的。如果你这里能搞定，一定要告诉我结果。"吴医生是我的朋友，普外科医生，对胃肠外科颇有造诣。他们医院是当地最

大的市级三甲医院。

"好的，你告诉我腹腔镜下的状态"。我一边翻看当地医院带来的厚厚一沓化验资料，一边在电话里问吴医生。病房里弥漫开粪便的臭味。这是我们外科监护室最熟悉的气味，粪便、脓液、呕吐物。封闭的空间里必须常年保持 25℃的温度和稳定的湿度，气味在这个空间里弥漫循环，直到在新风系统的作用下达到新的平衡。衣着光鲜漂亮的偶像剧里不会有这些，但在真实世界中却是常态。

"没有肠壁穿孔，没有肿瘤，所有肠道都严重水肿。腹腔里有一些积液。总体来说，看不到什么特征性的病变。"吴医生把手机里腹腔镜下的肠道照片一张一张发过来给我看。

搁下电话，我去看莉莉的情况。40℃的高热下，这个才26岁的女学生完全"蔫吧"了。才刚刚更换完的床单上，水样的大便又像地图一样渗湿了一大片，气味熏人。"今年已经是第三次，这次最厉害。"莉莉的中文很生涩，常年住在荷兰，中文说得如同外语一样磕磕巴巴。

"前两次的样子，你仔细说一下。"我一边体检，一边问。莉莉的腹胀很严重，腹壁的压痛不明显，轻轻地按压腹壁，她身下的水样便就不停地流出来，但这个年轻女生虚脱到已经无力羞涩了。损失了大量消化液、电解质，生命力一寸一寸从这个年轻的身体里流逝，一张年轻的脸，神色淡漠。

"最近两三年有经常腹泻，近两个月特别严重的发作有 3次。"莉莉的中文生涩，声音极轻，几乎是气若游丝的样子。

但身为一个阿姆斯特丹大学医学院的学生，病情描述得非常清楚。"先呕吐再严重腹泻，在我们学校附属医院检查过肠镜，说不出有什么特别的问题，吃点菌群调理的口服药就会好转，好转了也不会影响上课"。她的腹泻已经在荷兰多次就诊，并没有一个明确的结果。

口罩也抵挡不住浓烈的腥臭味，护士小兰又要为她处理排泄物，今天的护理量是够折腾人的。动辄更换卫生垫和床单。我见病人非常虚弱疲惫的样子，停止继续询问，去找莉莉的父母。

"她在荷兰读医学院，过年回国来，参加表姐的婚礼，我以为是回国来饮食一下子不一样，水土不服，是吃坏了。"莉莉的父母和姑姑在她生病的 10 天里，已经被折腾得十分憔悴……

"本以为她读的医学院，自己会照顾自己的身体……"方寸大乱的父母除了翘首盯着监护室的大门外，已经无办法可想。

再三问完病史，看完厚厚一叠 CT 和化验单。我决定尽快邀请全院多科联合讨论。身为一个常年处理外科危重症的 ICU 医生，在这么多的辅助诊断信息下，我并没有诊断出莉莉究竟是什么病。这不是一个常见的疾病状态，吴医生的判断非常正确，病情不会给我们多少时间去徘徊，严重的全身炎症反应，严重的肠道失水，如果仍然在原因上不能清晰诊断的话，莉莉会死的。

况且，她已经在荷兰做过肠镜，在老家的三甲医院用腹腔镜探查过，都没有清晰的结果。能够诊断疾病的手段，已经用到接近极致。

莉莉的病情像一列停不下来的高速列车一样，正在向无底深渊冲过去。很快她就不能再交流了，每时每刻水样便都不受控制地流出来，快速进展的病情瞬间进入了一个死局：入院才48小时，气管插管，呼吸机支持，肾衰竭，需要CRRT机维持。一个一个机器，层层的管路在床边勉力支撑失去活力的生命。每隔几个小时ICU医生就在门口向父母告知新的坏消息。

"她怎么了？她到底是中了什么毒了？""莉莉啊……"父母的哭声、啜泣声在监护室门外隐隐约约传来。

我心里很明白，重症监护室里，常规生命支持的手段虽然强大，但是找不到病因，所有的支持，都只能拖住一段时间，不能从根本上解决问题。高速列车一样的病情，最终会坠入深渊。

几个医生同时在电脑信息系统上，翻看所有能够查到线索的化验和影像资料。光是熟悉病情，就让参加多学科讨论的高年资医生们花了不少时间。

复杂疑难的危重病人大多就是这样：信息太繁杂，有太多的混淆因素，治疗的干扰、应激状态的干扰、生命支持治疗的干扰。无数个线头和箭头，像一个迷魂阵，需要仔细找线索。肠瘘、肠梗阻、内疝、伤寒、肠炎、肠功能失调、肠结核、肿瘤……任何一个疾病到出现"爆发"状态的时候，病人的表现都有点形似。困扰每一个医生的难题，需要用各种不同的专业眼光来审视。

"郭，红斑狼疮危象，是可以出现这样严重的消化道症状的。"消化科医生在看片灯上仔细看莉莉的腹部 CT：全肠道扩张积气、肠壁肿胀，大量腹水。整个胃肠道受累。

"她的干燥综合征的指标 SSA、SSB 都阳性，她的姑姑有干燥综合征，说明免疫系统疾病对她来说，可能只是不典型，之前没有诊断明确。红斑狼疮、干燥综合征理论上都是全身累及的疾病，只不过……"风湿科杜医生顿一顿，不太确定地说，"我也从来没有看见过这么严重的肠道表现的病人。"

"肠系膜血管的问题基本可以不考虑。也不很符合感染性休克的表现，当然这个你是专家。"外科医生看完 CT 很坚决地否定另外一个诊断的考虑。

MDT（多学科联合讨论）给出了一个我不太熟悉的结果：红斑狼疮危象、累及肠道，建议大剂量皮质激素冲击。

我对这个结果，不是不踌躇的。皮质激素对危重病人来说，一向来是双刃剑。如果诊断正确，它是灵丹妙药。如果判断失误，或者出现消化道大量出血的副作用，它可能是致命一击。

"主任，血浆滴完了，去甲肾上腺素还继续加量吗？"护士更换了血浆的空袋，见我叉着腰站在床边调整 CRRT 机的参数，犹豫地问我。

病情没有留下多少机会了，莉莉的呼吸衰竭很快进展到了需要纯氧维持，休克难以纠正，需要极大剂量升压药物维持。CRRT 机，呼吸机，天罗地网的管道重重地护卫着她即将坠落的生命。最好的抗菌药物，昂贵的免疫球蛋白。甲强龙

80mg 每 8 小时一次也没有阻挡住病情恶化的脚步。

"郭，昨晚查了不少文献，对照起来看，我还是考虑红斑狼疮危象，你用 1 000mg 甲强龙冲击一下"。风湿科杜医生这几天，每天都到 ICU 来看莉莉的情况，有时候瞪视着监护仪陷入片刻的呆滞，光亮的额头仿佛有无数的问号划过。一个从没见过的疾病状态，是医生心头的一根刺。

"OK。"虽然同意，我的内心还是犹豫了一下，莉莉没有多少机会了！

1 000mg 甲强龙推注下去，我看着监护仪想，病情有太多的不确定性。尽管这暴风骤雨一样的疾病，出乎所有人的预料，但如果最后治疗决策导致的并发症成了病人的直接死因的话，我的心还是会受伤。这到底是最后的救命稻草，还是完美的补刀，只能祈求命运的垂怜了。

激素产生的作用，不会马上显现，但是午夜时候打过去，询问夜班护士的电话，却有了意外的转折："主任，12 点了你还不睡觉啊！"电话的背景声音，是监护室里永远存在的，各种机器的低级别报警声。

"莉莉前半夜没有再腹泻过，升压药剂量也减下去一点了，看上去还算稳定。"半夜零点还呱啦松脆的年轻声音让我一直悬着的心有了片刻松弛。

"我觉得昨天的激素是有效的。"风湿科杜医生一大早又在 ICU 病房了，来得比我还早。他叉着腰瞪视着监护仪，仿佛在跟心率、血压的数值较劲。

"我觉得是激素的效果。"又是一个难捱的24小时，又是一大早，又着腰站了一个"外八字"瞪视着监护仪，他的话里已经有点欢呼的味道了。我的手重重落在他的肩膀上，用力摇了摇。

莉莉的腹泻奇迹般地停止了，病情仿佛被突然按了一个暂停键。生命体征象是海啸过后的波涛，还在动荡中，但是一波比一波平静。

我握住杜医生的肩膀用力晃一晃，长久一起合作的伙伴无需多言，他的判断帮助我们在关键点上，扳回了这一局。瞪着监护仪，做各种努力的人是我们ICU医生，但他的判断真正挽回了这一局。

"哇！真的押对了啊！这个肠道反应真的是暴发型的。"消化科医生这几天也常常在莉莉的床边逛一下，看看病情的进展如何，此刻的欢欣鼓舞不亚于我们。

年轻病人的恢复能力，好得出奇，三天大剂量甲强龙冲击，再过两天，呼吸功能好转，顺利拔除了气管插管。病情像海啸过后，休克纠正、呼吸功能恢复、肠功能恢复、肾功能恢复……

在惊涛骇浪的病情过后3个星期，莉莉出院了。

"郭医生，太感谢你们了，我们差点儿失去莉莉。"正是郁金香盛开的季节，痊愈的病人和欢欣的父母，捧来大束金红色的郁金香，在医生办公室里点缀出绚丽的颜色。

莉莉用生涩的汉语和我们告别。

这个26岁的女生，会继续回荷兰修完医科大学的学业，成为一个医生。

今天最开心的是看见她出院。但是挣扎了2个多月的6床小林昨晚去世了，他的重症胰腺炎没有捱过感染性休克和腹腔大出血的双重打击。他年轻的面容，会留在我的记忆中很久，我和小林仿佛是一同奋战了很久的战友。

老张的家属，刚签署了自动出院的意愿，把他带回家去了，经济条件决定了那种无可奈何的命运……

我是一个ICU医生。用血肉之躯承受着压力，承受着失望和希望。看见美好也看见无奈。很少有人能真的理解一个ICU医生的执念、焦灼和骄傲。

读者留言

Luo：如果是狼疮危象，很多系统会损害，免疫标记物应该是阳性……请作者把相关化验结果发出来看看，可以吗？

杰克e族：我是湖州的沈克杰，当时是重症胰腺炎入院。在郭医生的治疗下康复出院了，现在已经一年，去年这个时候是郭医生挽救了我的生命，万分感谢。

红壳竹：难得见到用这么大激素量在阎王殿抢人的，改写生死簿。

Dranmatic: 不知道为什么，看完整篇文章有一种热血澎湃的感觉，48 小时，一个人的生命就决定在此，救命不容易，直到最后也是压在了那最后二分之一的概率，这还是在选择多方协同下得到的希望。感觉在看《豪斯医生》。

创作谈

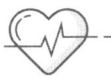

这不是一个常见病，病例来自浙江大学医学院附属邵逸夫医院重症监护室的郭丰主任，是一个抢救成功、出现奇迹样结局的疑难病例。这个案例的技术部分，非由医生来写不可，由复杂的医学"运算"而产生的成熟作品只能由医生来写，即使是内科基础完善的医生，在表述这样复杂疑难案例的时候，也需要厘清逻辑关系，并且让各个专科医生做出多重审定，以免文字中出现技术 BUG。

说实在，我不太愿意写"出现奇迹样结局的疑难病例"，鲜明的胜利和鲜明的个人英雄主义容易让公众对医疗产生错觉，以为这样改写生死簿，从阎王殿抢人的案例存在一定的必然性，以为大医院、大主任、夜以继日地督战就会产生这样的医疗奇迹。其实这不是医疗的常态。

千头万绪的线索在最后都没有得出清晰诊断

的病例经常会发生；病情如电闪雷鸣没有给医生一点时间的病例经常会发生；艰难地越过千山万水却在最后一刻崩盘的病例经常会发生。若是在重症专业待上十几二十年，就会知道在生死界限附近，奇迹不太出现。这个事实我知道，郭丰主任知道，急救专业的资深医生都有类似的共识。

在这个时代的医生，也不可能出现"武功修为空前绝后"的状态，以一人之力扭转乾坤。监护室的工作常态是：小团队集体协作，大团队相互补位，互联网补充资料，科主任负责"组团"和"背锅"。

那么遇到疑难危重的状态下，病人和病人的家属该怎么样选择？一片迷茫中，对医疗机构的能力和专长没有基本的认知，应该去求何方神圣来解决这样的专业难题？每一个病人都能够碰得到莉莉这样好的运气吗？

其实在医疗这个技术壁垒很高的行业里，医生的水平很大程度上要靠同行评议。郭丰主任就是在治疗危重外科疾病中，得到浙江省的重症医学同行高度认可的一位医生。所以莉莉原来的主诊医生向家属推荐了转诊到杭州，到郭丰主任工作的重症监护室来治疗。信任医生很重要，信任医生推荐的"靠谱"的医生很重要，莉莉的家属在这一点上做出了正确的选择。如果留在当地治疗，莉莉可能就没有机会了。

眼下的时代，武功横空出世的绝代高手不存在，但各个专科能力都很强，综合实力强悍的医疗机构在各个省会城市都有。浙江大学医学院附属的几家医院都是这样实力的综合性医院，这样的医院里，多个专科协作的 MDT*，甚至多个医院协作的MHT**运行得比较成熟，各个专科之间取长补短，共通互补，为解决复杂问题提供了合适的平台。在这个问题上，家属也做出了正确的选择。如果莉莉转往一家专科医院，把所有的视线都集中在消化道症状上，那也就没有机会了。

所以你看，这种奇迹都有它必然发生的前提。成熟稳定的医院、成熟稳定的医生为高度危险的疾病提供了有限的确定性。即使如此，这个病人的最后的生存也是一个小概率事件。我在故事最后提到的那些状态：病人经历了艰难仍然死于并发症，病人看到了有限的机会但是经济条件不允许，只得签署自动出院——这些才是奇迹产生的"分母"，是医疗宏大深邃的底色。

医疗是在不确定性中探险，经常失败和偶然登顶并存。每一个人都会在生命中的某一个时刻成为病人，我内心希望公众和医生一样，都能保持理智，坦诚面对不确定的未来。而我写的医生形象也日渐与我自己一样，叉着腰站在监护仪跟前，瞪着生命体征与捉摸不透的疾病怄气斗法，越来越是一个俗人。

听说，你们医生都是铁石心肠

"你们医生都是铁石心肠"是旁人经常给 ICU 医生的评价，这次是借着血液科医生来诉说心扉。

　　那阵子，电影《我不是药神》正在火热中，时常有人对我说："天天给那些白血病人化疗，不好受吧？看着那些人掉头发、呕吐、人财两空，你们医生都是铁石心肠的。"说的人多了，我习惯于不回答。桂花的甜香弥漫在办公室的窗前，高大的银桂散落了一地细小淡黄的花叶。我知道，病房里有好多正在化疗的病人，也正呼吸着同样的甜香，正对着同一片蓊郁花叶沉默。

　　那天，萧琳琳初次到血液科门诊。隐隐的焦灼印在白皙的脸上。她拉起裤腿给我看，纤瘦的小腿上散着好几处淤青："没怎么碰撞过，最近稍微一碰就有淤青。"她又拉起淡黄色的毛衣袖子来，胳膊上的淤青略小一些，颜色发黄，显然是前一阵留下的，在慢慢褪去的样子。

"一直觉得困得不得了，一下班就想往床上躺，不想吃不想动。"她补充了一句。

萧琳琳的丈夫按着她的肩膀，好像要给她一点勇气一般的，阴郁的表情，似乎预感到了点什么，又像是寄托着某种希望地问我："医生，她8年前得过胃印戒细胞癌，做了全胃切除，6次化疗一向挺顺利的，是不是化疗留了骨髓抑制的问题？"他把过去史叙述得这样专业，又问得这样专业，想必是生病的这段时间里，东找西找看了很多科普文章。

"哦！"我低头仔细翻看萧琳琳丈夫带来的旧病历，这是个不太平凡的既往史，病人的面容虽然略显消瘦，但是面色白净，头发乌黑，没有一点营养不良的表现。一个恶性程度很高的肿瘤，安然度过8年，也算得幸运了。但是，看到病人带过来的一张当地医院的血常规，我又不禁暗暗地叹一口气，14 000的白细胞中有接近一半的"异常细胞"（化验室通常把不很确定的白血病细胞叫做"异常细胞"）。诊断打着问号："急性白血病？"似乎是给了点略有似无的安慰。毫无疑问，病人需要住院做骨髓检查。没有诊断明确之前，我不能先下判断。就开了住院单，让萧琳琳住院做骨髓检查。身为专科医生，过度安慰病人也无益于病人接受病情，于是也没有多说。

整个血液科病区，每天都是密集的骨髓穿刺，伴随着病人强忍的呼痛"嘶"的一声。穿刺成功，一张一张骨髓涂片迅速用熟练的手法扫出彗星一样的尾巴，排列整齐送往化验室。骨穿针在我手上的一个位置，磨出了一个坚硬的茧节，从隐隐的疼痛到漫长的麻木……每天下午，都有人急切地张望等待病理报告结果。我们这些血液科医生，做多了，熟极而流……看多了，慢慢也就无感了。

3 天后，骨髓报告出来了，夫妻两个人紧张地看着我，等我向他们说明病情，两只手十指交握着，像要彼此借点力气。"确诊是急性淋巴细胞白血病。"我谨慎而坦率地说明了诊断。其实不用说明，骨髓报告也已经写得明明白白。血液科的病人需要具体地知道自己的病情，不然无法配合好一个一个周期的治疗。夫妻小心地听我讲后续治疗的问题："萧琳琳的白血病细胞中发现了一个特殊的染色体异常，有效的靶向 TKI 药物市面上有，也不算很贵。"

我正视着萧琳琳的目光，她是一个经受过肿瘤考验的女子。对于恶性肿瘤的诊断，并没有一般中年女子那种情绪失控的表现。只是仔细地听着我讲后续治疗的问题。"就是电影《我不是药神》里那个药物。"我通俗地解释了一下。那是一部好电影，细节科普都十分到位，几个剧中病人的生活状态，是我们血液科医生，向病人科普白血病和靶向药物最好的参照。

"国产仿制药很多病人都在吃。"我又补充了一句。电影里是 2002 年前后，药物刚刚进口，常人真的会吃到倾家荡产，十几年过去了，国产药顺利上市。而且本地是经济富裕的江南一带，正在长期吃的病人并不少。

这夫妻俩显然看过那部电影，我们病房里的病人，对那部片子看法很奇怪，某天查房的时候，我看见7病房里，新确诊的病人小伟正在手机上认真地看，肩膀一耸一耸地，显然十分感动。化疗刚结束的老病人老许嫌弃地说："开轻点！开轻点，看那个干什么呀？搞得低头丧气的难过。"旁边刚开始化疗的查老师悠悠地说了一句："谁不得有个希望不是吗？管人家干啥呀！"看见我们进来查房，又淡淡补了一句："叶医生，看一遍，是一遍的感觉对吧？！"

经受过一次癌症的打击，也经过了一次恶性肿瘤被击溃的幸运，夫妻俩对这个结果，没有痛哭流涕，连续几天的情绪低落之后，理性地接受了现实。几天后，萧琳琳开始进行静脉化疗联合靶向药物的治疗方案。那天，第一次看见她的女儿来病房陪伴。瘦高的中学生，穿着校服，背着巨大沉重的书包，怯怯地陪在病床前，仍然拿着一本复习题。萧琳琳指着我向女儿示意说："叫医生阿姨好。"口气把女儿还当成是很小的宝宝。"阿姨好！"中学生已经比母亲高出半个头，不忍拂逆了生病的母亲，有点尴尬地向我问好。母女俩的面容颇为神似，让人感慨遗传基因的强大。

白血病的化疗强度是普通实体肿瘤化疗强度的6倍。接下来的几天里，萧琳琳不停地恶心、呕吐，口腔大面积溃疡，水都吞不下去，骨髓抑制，免疫力的摧毁导致了持续高热……查房的时候，见她虚弱蜷缩在床上，厌烦地拨一拨枕头上触目惊心的大把脱落的头发，说："真是人不像人、鬼不像鬼！"她会习惯性地点一下手机，手机的屏保是女儿笑盈盈的一张美颜照片，看一眼，仿佛在护身符中，寻找力量似的。

有一次，我在楼梯的拐角僻静处，遇见萧琳琳的丈夫和女儿躲在那里无声地抹眼泪。那种难耐和痛苦，不是旁人可以分担的。然而，病房里正在接受化疗的病人有十几个，这样的伤心和难过并不少见。又有一次，在病房外的桂花树下，萧琳琳的丈夫一边抽烟，一边在认真地看骨髓移植的科普资料，那些彩页，在病房的走廊的书报架上一直放着。住院医生小雪满脸同情地注视着父女二人，盈盈的大眼睛里浮着一层泪膜。我拍一拍她的肩膀，提醒她，医生的共情要掌握在某一个精确的平衡度上。

十多天后，血细胞逐渐恢复，发热慢慢平稳下来。像翻过了一个坎。再一次复查骨髓的结果是：完全缓解！当我告诉她这个消息的时候，从化疗反应里缓过来的萧琳琳没有任何笑意地露了一个笑脸，以示礼貌。第一疗程总算平稳度过。我和萧琳琳及家人讨论后续的治疗。后续的治疗方案有三种选择：1.完成6次化疗；2.自体骨髓移植；3.异基因骨髓移植。

"化疗吧"。夫妻俩没有太多的犹豫，终于在第52天的时候出院了。6次化疗过程还算顺利，化疗后的反应每次都是一个关卡，不过骨髓复查都是完全缓解。

"叶医生，每次来住院都心惊胆战。"萧琳琳抚着胸口对我说，"抽骨髓、做腰穿、吐……简直走进这个走廊就开始想吐。"她盯了一眼洁净的磨石地面，仿佛一摊异味的呕吐物汪在上面似的，皱了皱眉头。有一次出院的时候，她环视着走廊，对我苦笑着说。

"女儿没有来接你？"我左顾而言他。

"不敢让她多来，小丫头青春期了，想得很多，成绩也有点掉……"原先的头发掉得差不多了，新生的头发短短地覆盖在头皮上。她往头上戴上精巧的毛线帽子，倒显出几分俏皮来，她是一个生病也不肯太疏忽了外貌的女子。

萧琳琳的丈夫挽着大包小袋往外走，一边电话急匆匆联系房屋经纪转售的问题，唾沫横飞地打着电话，顾不上旁的。琳琳向我点点头告别。她一直在口服靶向药物，这阵子正是用钱的时候。辗转反复地住院、化疗，在我的诸多病人中，萧琳琳是泯然于众的一个依从性很好的病人。

化疗结束后，她按时每三个月到医院报到。后来几次来，都是笑意盈盈的。体重增加了，头发长到了齐耳朵的长度，看上去和中学的女儿更加相似。

白血病复发的预兆，在不久后来临。老天给萧琳琳的时间并不长。我建议萧琳琳改服二代 TKI 药物，立刻接受静脉化疗，同时积极寻找骨髓移植的供者。她在诊间里沉默了片刻，掉下泪来，沮丧的她无论如何也不想接受住院静脉化疗了……她几乎是推开我，扔掉手里的检查报告单，逃一样离开医院的。我知道，那种拒绝带着失望之极后破罐子破摔的自我放弃。

不久之后，再次入院的萧琳琳，是从急诊室送进来的。消化道大出血、高热。苍白枯萎的她缩在床上，侧身朝着墙，不

113

理会家里人的柔声安慰，也不愿意接受治疗。压抑的抽噎声让整个抢救室都弥漫着黯淡而绝望的阴霾。我好不容易劝动了她再做一次骨髓检查。"好，最后一次，这辈子的最后一次。"虚弱的她说得斩钉截铁。

如果要继续争取机会，必须要接受检查，这次的治疗不仅需要大笔钱，更需要亲哥哥为她做配型检测，因为兄弟姐妹间有 1/4 的可能是半相合供者……骨髓检查结果明确提示白血病复发。

"医生，我们家就是砸锅卖铁也要看下去。"萧琳琳的丈夫蹲在医生办公室门口呜呜地哭。"砸锅卖铁？你家还有锅可以砸吗？现在砸的都是我家的锅了！"萧琳琳的哥哥擤了一把鼻涕，抹着眼泪说。这个黝黑方脸的中年汉子不大在病房陪着，但是每次来，都会在花园里凶猛地抽烟。

"我这 5 年挣的，全买了靶向药了，现在你叫我抽骨髓，抽完骨髓再买药……我还有自己的一大家子要顾着呢！小杰要上大学了……"萧琳琳的丈夫和哥哥，两个男人低声口角着。病床上的萧琳琳抖抖索索地拉着女儿的手，缩成一团。我替她撸一撸乱成一团的头发，示意她振作一些，又握一握小女孩的肩膀。半大的女生并没有哭泣，垂着头蜷坐在床边，两个膝盖顶着胸口，仿佛要把自己缩成不被世界看到的样子，那种心碎和彷徨，让人恻然。

最终萧琳琳拒绝治疗，自动出院了。临走之前，虚弱的她在担架上怔怔地看了我一眼，嘴角浮起一个凄楚的微笑。我知道，这是我们最后的见面了。几天之后，萧琳琳的丈夫发来微信，萧琳琳已经离开人世了。

整理出院病历的规培生小杨对我说："叶老师，为什么，我们要让病人这么痛苦。看血液病一点意思也没有，我将来，不要做血液科！"我对她说："不如再看一遍《我不是药神》吧！"唉！二十几岁的大孩子，还不理解。

终有一天，她会领悟，我们是医生，面对的是疾病期的病人，骨穿、腰穿、化疗反应……那些痛苦，是生命的阴暗面。在漫长的缓解期内，病人享受过陪伴、希望、握着女儿的手送她去学校——谁能说，带着疾病的生存期是没有幸福，没有意义的呢？

为着那些短暂的幸福和希望，我们要陪着病人，一个坎一个坎走过去……窗外的桃花已经开了，淡红柔弱的花叶，有的盛放，有的飘落，无言地陪着病房里的我们，走过一季一季，走过一个又一个周期的化疗……

读者留言

黑白一嘉耀：总有些时候，让人很沮丧，如最近遇到的 22 岁的乳腺癌，28 岁乳腺癌伴多发转移。但是吧，闭上眼，深呼吸，走出去，我们依然要做病人面前无所不能的医生！不是我们铁石心肠，只是想让他们觉得我们靠得住，能让他们依靠！

羽琤：那就要问患者是想找一个看见生离死别就放声大哭的医生看病，还是想找一个任何情况下都能冷静对待的医生看病了。

丁保国医生：作为一个医生，不太愿意劝经济条件差的患者去接受昂贵的治疗，家属也不一定从心底里愿意，只是需要一个借口或台阶，医生是否应该成人之美？还是给那些经劝阻后仍信念坚定的患者进行治疗。求生欲望不足以给倾家荡产、家破人亡以合理性的解释。

栾瑞丽：看完这篇文章后内心很复杂，丈夫和家人的不离不弃，医生的专业和体贴，觉得很感动。延长了生命的同时又带给她太多苦难，心情很是难过，久久不能释怀。

身为一个 ICU 医生，多年来已经习惯把最意外、最伤痛的医疗结局，一字一句平静地用语言传递出去，多年来已经习惯面对各种激烈情绪有条不紊地告知、签字。事实上，"你们医生都是铁石心肠"是旁人经常给 ICU 医生的评价，这次是借着血液科医生来诉说心扉。

"总是去安慰"似乎是大众对医生的要求，这其中有若干错觉。很多患者以为医生需要用专业的保证来安慰病人，让病人建立起对未来的信心。

这么说对于部分预后良好的疾病、长期稳定、可能自愈的疾病是没错的，这部分概率不算小。但是对于危重病，恶性预后的疾病，快速进展可能危及生命的疾病，保证和安慰不是医生该做的。

那该怎么样寻求医生的帮助呢？事实上，比安慰重要的是，在有经验的医生描绘中，建立对与病共存状态的稳定预期，建立对各种治疗方案的具体选择。这是求医问药过程中患者一方要理智地寻求帮助的主要方向。

先说稳定预期。对于肿瘤、血液病、抢救状态这样的严重问题来说，生存时间是一般病人关心的重点。无可厚非，这的确是重点。生存质量、能否有限度地恢复工作、能否有限度地脱离医疗环境，建立一定的活动范围，这也是必须在疾病的最初就搞清楚的问题。文中的这位血液病医生对病人的了解够充分，应用热门的电影作为科普，让病人建立起了对未来稳定的预期。

病人内心有了预期，即便在近期治疗过程中碰到诸多困难，这些困难也会变得比较容易克服。例如化疗，病人必然承受脱发、呕吐这样难耐的状况，为了得到缓解期的生存质量，忍受是值得的，也是必需的。病人的心理耐受度就能够提高。

然后说治疗方案的选择，很多人挂在口边的话是：我没有选择。事实并非如此，对治疗而言，始终有选择，除了各种成熟的治疗方案之外，安慰剂是选择，不治疗也是选择。

想要获得医生有效的帮助，就需要明确告诉医生：我的承受能力是什么样的，我对疾病的认知是什么样的，我的家庭对我的支持力度是什么样的……把治疗选择的影响因素具体化很重要。因为不同的治疗会带来不同的治疗后果，不同的带病生存时间，后续产生的医疗问题又产生新的医疗选择。当一个"疗程"的起始就和医生充分沟通这些内容，对医生做出合理的规划，推荐符合具体病人情况的治疗方案有很大帮助。

以肿瘤为例，化疗、放疗、手术是三个常见的方向，靶向治疗、止痛姑息治疗、中药治疗，这些话题在某些论坛中争论不休，是常态。撇开医疗上的评估和确认，病人本身在社会生存中占有的资源对治疗的选择有很大影响。有治疗机会的肿瘤病人，选择不治疗；肝癌的病人选择肝移植，这是完全不同的选择方向。没法用"对"与"不对"这样简单的评价标准来评判选择的方向。

在这种选择上，医生没有办法单方面做出"最正确"的把握，患者参与是最好的办法。"因了解而参与，因参与选择而无悔"是罹患这些疾病的病人一种比较好的就医状态。

痊愈

有时候，我感觉那种虔诚的求助，不完全是我
一个肉身凡胎的医生所能给予，我只能尽我所
能去抚慰一颗两年来未曾痊愈的心。

我赶到急诊抢救室的时候，气管插管已经插好，心肺复苏
刚刚停下来。急诊科周主任、呼吸科贾主任、产科梁主任都
在，病床边，围了一大圈的"大"医生。综合实力强悍的急诊
科，绝大多数的心肺复苏无须动员这么多人，动用这么大的阵
仗，因为病人是一个 23 岁的孕妇！

抢救室外，隔着移动门的走廊里，已经传来家属号啕的声
音。"小萍啊！小萍……"苍老的女声声音暗哑，却声嘶力
竭，仿佛要用尽所有的力气去把已经远去的人叫回来。

"右心增大，三尖瓣中度反流，右心室收缩压 30mmHg，左
下肢深静脉血栓形成，没有胎心。"语气清冽、稳定。心脏超声
的探头从胸前区移开，抹去耦合剂，超声科医生刚刚完成超声评
估，口齿清晰地把探查完毕的结果报给床边指挥抢救的许医生。

资深医生的简洁，决不会受任何情绪的干扰，每一个字都带着精准的信息量。

我快速评估病人的情况，看一眼监护仪：病人处于一个比较糟糕的状态，心率 145 次 / 分，不时有短暂的室性心动过速，预示着心脏随时可能再停。氧饱和度维持在 85% 左右，呼吸机用 100% 氧气浓度的状态才能达到这样的水平。病人白皙的皮肤暗暗有青灰的颜色，表现出极度缺氧。醒目的是她的腹部，有 7 个月的身孕。

"继续！"就在一转眼间，心电监护上的曲线再次出现连续的室颤。许医生大喊一声继续，胸外心脏按压再次以 100 次 / 分的速度精确连贯地继续下去。两个身强体壮的住院医生，汗湿透了刷手服。"肾上腺素 1 毫克，静脉推注。"许医生语气简短果决地指挥护士抽药，人到中年的她现在是这个医院的骨干力量，我的得力助手。

"肺栓塞第一考虑，病人怀孕 28 周，刚测的结果，已经没有胎心。"许医生看着我，简短地把最重要的信息告诉我。"之前已经按了 20 分钟"，许医生皱着眉头看着病人白皙皎洁的面孔。按压的时间越久，意味着，她能够正常地回到这个世界的机会越小。

"病人是公司文员，长时间坐位。孕期高凝状态，下肢深静脉找到血栓；有右心压力增高表现，诊断肺栓塞应该没有问题。"急诊室周主任用最精简的一句话，把病史和诊断全部确认一遍。

"我们现在决策是不是马上溶栓。"周主任头上热气蒸腾，眼镜片上都是雾气，显然刚刚自己上阵心肺复苏过一轮。他皱着眉头，以我们长期合作的默契，我知道他们三个人都已经认为需要溶栓，现在需要我这一票。

"准备溶栓。"急急把我叫来急诊科的原因，是这个溶栓的决策太过艰难。彼此看一眼，长久共同合作的伙伴们，一眼就可以达成共识。

急诊科周主任向我心知肚明地一点头，立刻到抢救室外面去跟家属谈话。——这是一个艰难的病情沟通：

必须溶栓，溶不通，病人很快会缺氧而死亡。

溶通了，如果出现大出血，病人也会死亡。

溶通了，如果缺氧时间长，病人脑功能不能恢复，可能永远醒不过来。

胎儿已经死亡，溶栓抗凝的过程中，如果胎儿娩出，胎盘的剥离会有大出血。

这也是一个悲伤的病情沟通，血肉相连的母子二人，孩子已经因为缺氧而死亡，没有机会来到这个温暖的人世间，而母亲正在生死边缘线上。

最坏的结局是母子双亡——即使迎来奇迹般的抢救结局，也不可能再挽救孩子的生命。

"肺血流大，可以试试半量。"呼吸科贾主任向我建议。产科主任摸了摸病人的肚子。两分钟一轮换的心肺复苏还在继续，心脏颤颤巍巍地发出一串串室性波。

"先推一半。"我肯定地对推注溶栓药的护士说。

"换手！"许医生指挥着心肺复苏，不时地查看病人的瞳孔反应。高效的院内心肺复苏，要保证病人足够的脑灌注。继续 20 分钟的按压，病人头部的伤口、穿刺的导管口有新鲜的血迹渗出来，那是阿替普酶在体内溶解血栓的表现。但是我们看不到肺血管内的血栓情况如何。

心电监护上窦性心律恢复。接着氧饱和度瞬间从 85% 回到 100%——啊！应该是血栓溶通了！

停！停！许医生大声指挥，让胸外按压停下来，他拿起手电筒看病人的瞳孔反应。心肺复苏了 40 分钟，脑灌注是不是能够保证，是急救医生最关心的问题。产科梁主任立即检查病人的宫缩情况，阴道有没有出血。

医生的团队，就像一个战队，既分又合，高效能地解决各种麻烦的困局。

心肺复苏后的病人，血压和心率在接下来的 1 个小时内慢慢平稳。带着呼吸机，给她做了一个肺部的 CTA^{*}。即使溶栓药物已经把大块的血栓溶开，在右下肺叶肺动脉内还是看到血栓堵住了肺动脉。肺栓塞真的像幽灵一样，在不经意间，把本来要迎来新生喜悦的母亲带到了死神的面前。

我再次去监护室查房，已经是 5 天后。

"3 天前自然娩出死胎，监测凝血功能下，阴道出血量不

---

* CTA，静脉注射造影剂后行螺旋 CT 扫描肺部血管。

多，2 天前已经拔掉气管插管，现在神志清楚。"许医生带我到床前看她，把 5 天来惊心动魄又复杂纠结的抢救过程变成简单的两句话，报给我听。

40 分钟的心肺复苏，病人没有脑损伤。

抗凝的过程中，有大出血的高风险，病人经产道分娩，没有出现大出血。

死胎娩出后，稳定病人的心肺功能、凝血功能，拔掉呼吸机的支持。

环环相扣的治疗，像一个湍急诡异的漩涡，这些治疗的难度和不确定性，被许医生说得举重若轻、云淡风轻——我带过的弟子中，最欣赏的就是她的简单有效和云淡风轻，早几年她为复杂的临床问题纠结得寝食难安的时候，也会强撑着态度平静，眼下她已经是真正成熟敏捷的中流砥柱了！

"但是现在，病人醒过来之后，不和任何人交流。"许医生在我耳边轻轻说了一句，"昨天特意让她母亲陪了她一晚上，但是她不肯说话，也不吃东西。"

仔细凝视已经脱离呼吸机的小萍。略微浮肿的面孔清秀白皙。两眼怔怔地看着天花板，停滞在一个茫然的表情上。两只手抓着床单，定定地躺成一个僵木的姿势。不关心走过来的人，不关心周围的声音，不关心自己脱形的容貌……

心肺复苏后的脑缺氧也好，使用镇静剂后的谵妄状态也好，病人通常都不是这样的表现。我和许医生十分了然地对望一眼，身为人母明白这种感觉的由来。

这个突然失去孩子的年轻女子，无法接受事实，情绪陷入了无望的泥沼中。那是一个快要出生的孩子，曾经在母腹中踢腾、转身、呃逆，和母体发生着各种交流，让一个年轻的母亲充满了期待和幸福感。

床边的护士正在整理她的物品准备把小萍转出 ICU，转到呼吸科病房去治疗。似乎是为了引起她的注意，护士改换转运监护仪、整理液体通路、记录监护单和转运单、整理床单位，折腾的动静不小。

所有动静都没有让病人变换一下身体的姿势，她就是茫然地躺着，并没有半分悲痛的表情，头都没有侧一侧，让人感到恻然。

"孩子。"我用手握住她的右手，俯下身正视她的脸，也让她能够看到我的脸，对她说，"等一年后、两年后，你会感谢现在自己这么努力的坚持。"

我感觉，她无力的右手轻轻握了我一下，似乎在回应。身体仍然没有动，也没有说话，眼泪从眼角无声地滑落到发际中去，倏然无痕。

一个周四的中午，我口干舌燥地结束门诊。我捶捶腰，收好听诊器，收拾桌面准备离开。一个温柔的声音在叫我："应医生，帮我看看化验单。"一个孕妇在门口候着我。

劫难一年后的小萍又怀孕了。她的身体在那次肺栓塞后，恢复得很好，不久后就可以继续上班了。但是每隔两周，她就会带着新的超声报告和新的凝血功能检查单到我的门诊来。有时候，挂不上我的号，她就会静静地坐在门口等我，等到中午的门诊结束。

再次怀孕后，我给她调整了抗凝药物，从华法林替换为低分子肝素；她来看门诊的间隔变成了一周一次。每个星期四中午，她就坐在门口等我下班，把新的检查报告给我看。

"很好，多做脚踝的活动。化验结果正常。"她的化验结果稳定，无需药物的调整，需要叮嘱的话也已经说过无数遍。我看着她皎洁的脸。额头上，上次晕厥时磕破的伤口，留下一个不太显眼的疤痕，随着时间已经平复。但我知道她心上的伤痕仍然在。

"听到你说好，我才能放心。"小萍做了这么多次检查，早就自己会看那些几个数值的意义了。但是她仍然每周都来。每周四准时地安静等候，带着一种虔诚。有时候，我感觉那种虔诚的求助，不完全是我一个肉身凡胎的医生所能给予，我只能尽我所能去抚慰一颗两年来未曾痊愈的心。

又一个周四的中午，口干舌燥地结束门诊。我捶捶腰，收好听诊器，收拾桌面准备离开。一个温柔的声音在叫我："外婆，我们来看看外婆喽！"

裹在褓褛中的粉嫩的毛头送到我眼前，骤然被称为外婆，我简直是心花怒放："啊！小萍，宝宝来了。"我接过带着奶香的毛头，抱在怀里仔细地看——稚嫩的小脸，睡梦里心有不甘似的噘噘嘴。

刚出月子的小萍还带着产后的丰腴。最不同的是她那一双细长的丹凤眼，弯弯地向上翘着。那是这么长时间以来，我看到的最最温柔的弧度。

温暖的襁褓抱在怀里，温馨无限。距离那劫难中的相逢整整两年半，我知道，那每周四的相见，该结束了。

她心上的那个伤，应该已经痊愈。

Yazy：泪目，看公众号的文章会看哭，真服了自己，下次在高铁上不能看这样的文章，免得吓坏邻座，真心感谢医生的付出。

Ring-Lynn：差点哭了，曾经流产的我是很明白肚子里的宝宝突然不见的悲伤的，相信几乎所有的准妈妈如果遇到那种情况都会希望离开的是自己而不是宝宝，但文后的那句话很对，一年后、两年后，我会感谢当时的坚持，经历过一段撕心裂肺的痛苦后，现在我是两个宝宝的妈妈了，感恩。

芝芝：深夜，看完酸酸的，又暖暖的，母亲。

空爷：好文采好专业，我不知道作者是谁，但我觉得，你是医学界文采最好的，同时，你是文学界最有医学水准的。

安达：女人生孩子真是九死一生，不想多说了，将来我儿媳妇或者女儿，要是不想生孩子，我绝不干涉。

创作谈

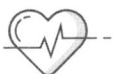

这个故事的主角是浙江大学医学院附属邵逸夫医院的应可净教授，应教授是位个子小小女性，声若洪钟，深受学生爱戴。在医院的外号就是"外婆"。她是现任浙江省医学会呼吸病分会的主任委员，资深的呼吸科专家。

这个案例由她的学生发给我，作为浙江大学医学院附属医院，浙江省顶级的三甲医院，收到肺栓塞的孕产妇案例也有不少。在专业的监护下，一边心脏按压一边溶栓，最后抢救成功的案例，每一个都惊心动魄，每一个都在挑战医疗技术的极限和医生专业精神的极限。

越往深处走，就越体会到医疗决策个体化的困难之处。处在当时的种种不得已，无法用结果的成败来论英雄，同时也无法用"程序正确"的方式来一以贯之。

悲欢离合、曲折纠结、欣喜和惨痛。成功的治救案例的主人公，可能就如小萍这样，带着内心深深的悲伤和对未来的恐惧，带着一个始终在痛着的伤痕生存下来。有效率、满意度、生存时间、治疗费用……这些出现在科技类杂志上，描述治疗效果的指标在现实的医疗中，在具体的病人身上就显得单薄无力。

这些带着深重伤痕的心灵，总是在行为上寻找一点寄托，寻找安慰。求医，有时候并非在"问药"，而是寄托了对命运的质疑——你会好吗？我会好吗？——你看，这何尝是技术改善能达到的天花板？

医生在整体治疗上，始终是一个团队，各自在自己的专业中提供严谨的参考意见。综合性医院的实力由一个一个专科的相互支持，垒出高度来，垒出旁人不能代替的实力来。应教授是我们这个时代的名医，同样也需要综合全面的技术实力成为治疗的基座；需要有医生之间的传承和信任作为队伍的构架；更需要有深厚的阅历和强大的内心。

名医的含义可能并不是在"名望"，也不在职称、职务、兼职的位置上，而是一种精神上的象征和寄托，承托起病人最虔诚的求助，让病人把内心最脆弱的一面亮出来，寄托上去，依靠上去。

我的病人"发热待查"

千方百计地筛查，迫切地想知道这个结果，此刻困难谜底已经揭晓，但我却没有感到半分欢欣鼓舞。

　　身为一个感染科医生，为病人解开"发热待查"这个难题，是我终身的使命。

　　老洪第二次住进感染科的时候，是从急诊科进来的，状态很糟糕，算来离上一次的发热住院距离不过是 3 个月时间。真是蹊跷，身板蛮硬朗的老洪 70 岁出头，半年前还能脚步轻快地爬上佘山，3 个月间发生了两次重症肺炎，CT 片上云雾样的广泛渗出，这一次比上一次更加厉害。

　　这样的重症肺炎，留给医生治疗的时机并不多，精准查出病原体需要时间、运气，而自然界层出不穷的病原体并不是一下子就可以被识别出来，就如新冠病毒，人们也是逐步才分离、鉴定出来。治疗就像摸着石头过河，如果一上来抑制病原体的方案没有押准，或这是一种尚无药可治的病原体，一两天时间，病人就会进入抢救状态，需要气管插管，用机器来辅助呼吸功能；如果仍然没有控制住，有一部分病人就再也回不来了。

商量了片刻后，我们给出的治疗方案包括细菌、真菌、病毒的广覆盖，待我在电脑上仔细翻阅了上一次住院的检查之后，连甲强龙 80mg Bid（一日两次）带丙种球蛋白一起用了上去。我们感染科医生心里都太清楚了：眼下的治疗方案——看似攻守兼备的一个阵形，面对千千万万种致病微生物，其实还真没有那么强大。

查房前，主管床位的黄医生对我说："胡老师，老洪的痰基因测序的结果刚出来，真菌、疱疹病毒、肺孢子虫……"他把检验报告送到我眼前，带着一个很不明显的表情，心知肚明地看我一眼。机器是很死板的，一五一十把认出来的病原体读给你；而医生需要解读病人发生了什么。我向黄医生微微颔首，这结果"不太好"。什么病原体都能趁虚而入，说明老洪的抵抗力有很大问题。

我到病房的时候，老洪正用储氧面罩吸着氧气，胸廓像刚刚跑完步般快速地起伏着，身子斜靠在床上。看到我来，很有礼貌地坐直了，向我欠一欠身。老洪的儿子一边给他额头敷上冷毛巾，一边跟我打招呼："胡教授，这次的检查结果怎么样？是不是抵抗力特别差？这两个月，我们一直在家休养，别说出门，亲戚朋友都不大见的，不知道为什么还是传染上了肺炎。"

"昨天留的痰标本，化验结果应该很快会出来。"我端详了一下老洪的面色，又看了一下监护仪上氧饱和度的参数，不疾不缓地说。如果一上来就在老洪面前直接解释这个"不太好"结果，似乎对他的心态不利，所以我按兵不动，安慰式地拍拍老洪的肩膀，示意他深呼吸，用听诊器上上下下仔细听一下他的肺部，并没有很明显的啰音。

3个月前，住院详细的检查已经包括：PET-CT、淋巴结活检、骨髓活检和全套的免疫系统检查。如果用两次检查获得的所有的证据来推导结论的话，老洪很有可能是恶性淋巴瘤。只是淋巴瘤的证据最隐匿，没有直接证据，很难定论，也不能凭着推测就给肿瘤化疗。老洪的诊断到现在为止，还是模棱两可的"发热待查"。

现在让他气急难受的重症肺炎很可能是在淋巴瘤打击下，免疫力下降后，感染了这些条件致病菌。本来杀伤力不强的微生物对着自身保护能力不强的病人，常常出现此消彼长的特征，显得非常致命。

"安心、安心，问题我们来找，你好好做雾化吸入。"我对老洪说。护士刚跟我告状，说老洪对雾化面罩特别有意见，嫌闷、嫌碍事，不愿意用。也是，一辈子不生病的人，对着无休无止的抽血、吸氧、注射、抽骨髓……内心的厌恶和畏惧会很孩子气地流露出来。

"好，你说要用，我就用。"70岁出头的人，像个小学生对着班主任老师，言听计从的样子，让他儿子都讪笑了起来。

比起上次住院来，这次老洪的体温退得还算顺利，CT 上的大片炎症在 3 个星期内逐渐消散。隐匿的恶性肿瘤这一回事还是没有找到确切的证据——但这对病人来说，总是一个好消息。

"这次我们不说再见，只说拜拜。"快出院的老洪看见我很高兴，郑重地握一握我的手。满是茧节的大手温暖而有力。他出院那天，我在看门诊，老洪看我正在全神贯注应对一个接一个的"发热待查"，在门口露了个头，笑一笑，招了招手。我知道他是特意来和我告别的。他请病房的护士把一小袋土鸡蛋放在我办公室里，这是"他自己养的鸡生的、特别好的土鸡蛋"。

我知道老洪的儿子做着不小的生意，经济条件很好，土鸡蛋不算什么。但不知怎地，我也觉得这鸡蛋特别好。橘红色的壳有着柔和的光泽，一个一个乖巧友好地聚在一起。

出院后的病人就像汇入茫茫人海中的一个水滴，好在老洪是个配合度很好的病人，我知道他会按照出院时候的要求，慢慢减少口服激素的剂量，会在离家最近的医院复查血常规和CT。不知为什么，老洪在诊室门口露个头，轻松地笑一笑的样子，深深留在我的印记里。

老洪的难题在几个月之后，终于有了明确的答案，血液科的唐医生在门诊遇到我，对我说起老洪的情况。唐医生是一个星期前老洪从感染科转到血液科后的主治医生："胡教授，老洪留下话，让我告诉您，谢谢您一年来的帮助。"

"家里人昨晚把他接回去了，按照他自己的意愿，最后要走在自己家里。化疗的过程很不顺利，心衰、血压下降……走的时候，人已经不清醒了。"唐医生的语气十分平静，带着淡淡的遗憾，如同平静水面下的一股暗流。

啊！老洪走完了一年坎坷痛苦的求医之路，永远地归于平静了。我有一阵黯然神伤，不管我们有多么努力，诊疗技术有多么先进，药物有多少选择，疾病的顽固狡猾和善于伪装，始终会让医生充满无力感。这种感觉就像在子弹纷飞的战场上，我们使尽浑身解数，最终救不了自己的战友。我再也抓不住那双温暖有力，满是茧节的大手。

半个月前，老洪第三次到我的门诊来办住院的时候，抓着我的手说："胡医生，我现在相信，肯定得了很麻烦的毛病，你查到了一定要明明白白告诉我，不要让我做个糊涂人。"他砰砰拍了拍胸脯说："我是很坚强的，你不要瞒着我。"

他第三次住院了，再次高热。他忽然消瘦了很多很多，日常穿的衣服骤然变大了，套在身上显得空落落的。脸上通红，额头敷着冷毛巾。这一次肺部的症状不重，并没有明显咳嗽和气急。经过年初和 3 月份两次住院的折腾，高度怀疑但无法确诊的血液系统恶性疾病，更加无可回避地摆到了眼前，他似乎也做好了身心的准备，等待着这个坏消息。

"爸，你不要乱猜，抵抗力不好，胡教授上次就说了。"儿子皱着眉头劝慰道。老洪的儿子颇有实力，老洪手边的保温杯里，冬虫夏草、朝鲜红参之类的高档补品就没有断过。

"好。"我抓住他的手，明明白白地回答他，"但是现在，我们也还不能明确，需要再做一次 PET-CT，也可能需要再做一次淋巴结活检。"我放缓了语气对他说。长时间诊断不明的病例医生也有很大压力，但这压力必须由我来独自化解，我知道病人需要安心和耐心。

初步的血液检查提供了一些线索，但发热病人的筛查就难在这里，几百组数据，都是略有异常，但是没有突出的特征性改变，可以解读出各种模棱两可的结论。这样的诊断结果始终不令人满意，确切的治疗需要板上钉钉的病理诊断。

"好，我听你的，你说要怎么查，就怎么查。"老洪的明理和信任，让繁琐的疾病筛查少了一重顾虑。第二天，做增强 CT 和 PET-CT 的时候，体温高到 39.4 摄氏度。这是一年中，老洪做的第 6 次 CT 和第 2 次 PET-CT 了。

"肝脏新增多发病变，小肠壁增厚、多处淋巴结肿大，考虑淋巴瘤累及。"PET-CT 的诊断报告又向最终的真相前进了一步。这不是一个好消息。在这漫长的发热的一年间，每次住院，老洪都听从我的建议，做淋巴结活检和骨髓穿刺，每次都没有明确的结论。找到证据太难了，全身此起彼伏的淋巴结肿大，一会儿是纵隔内、下一次是腹主动脉旁，总不能开胸开腹来抓取这些肿大的淋巴结做病理检查。

每一次看到不能证实的活检报告，我都觉得有点对不住老洪的感觉。很痛，骨髓活检的那种酸痛，局部麻醉下手术摘取淋巴结的那种痛，老洪很能忍耐，"就是没完没了的发热，太烦人了，也拖累子女。"中国的老年人时时刻刻惦记着孩子的生活，老洪也不例外，只有必须有创检查的时候，才叫儿子陪着签字。日常治疗的时候，只说"你去忙好了"。

"肝脏位置取不到，胸腔和腹腔也是，只有小肠位置上，可以用小肠镜来取到那个病变部位，你愿意再试试吗？"我郑重地问老洪。老洪的儿子在病床边，为他添上保温杯里的热茶，换一换敷着额部的冷毛巾。默不作声地听着我们的对话，脸色沉郁。

这个简单的问题，是感染科、血液科、消化科、内镜室、放射科多个学科讨论后，反复看片得出的结论。我们汇集了医院里最厉害的专科判断能力、最精准的操作高手，一起解这个难题。

小肠镜，它不是普通的肠镜，成人的小肠长达 5 米以上，术中要用双气囊将小肠一节一节套起来，使得已经很长的内镜，缓缓深入达到这个病变部位。要在那样深入的肠道内成功取得组织，不遗留穿孔和出血，这个操作本身不是一般综合医院的消化科、内镜室可以做到的技术，在上海这样的国际性都市，也是屈指可数。老洪的儿子听我解释了这个操作的复杂性，一阵犹豫的面容，沉默地转头看向父亲。

"是！我愿意做，我要知道是什么病！"老洪不自觉地按一按自己的肚子。前一阵，在广谱抗菌药物使用频繁的那个阶段，他一直有腹胀，这是广谱抗菌药物的一个常见副作用。每顿只能吃下小半碗白粥。

8月23日，老洪去做了小肠镜。"这次我们会知道了，真的，我相信。"他不像去做检查，而像是准备上战场。

"胡老师，那个病人空回肠交界处有环周的黏膜病变，已经取到病理样本。"黄医生告诉我："病理报告是淋巴瘤。"我们一直关注的那个结果终于有了：NK／T细胞淋巴瘤，EBER（＋）。

我叹息一声。千方百计地筛查，迫切地想知道这个结果，此刻困难谜底已经揭晓，但我却没有感到半分欢欣鼓舞。

于我而言，老洪已经不只是一个"难题"，我为他的疾病和预后而叹息。转科之前，我来不及到病房看他，办公室的角落里，依然有一小袋他叮嘱儿子一定要给我的"特别好的土鸡蛋"。

接下去，老洪转往血液科做DA-EPOCH方案的化疗，在病理结果明确之后，这成为一个目标明确的、目的清晰的治疗方案。这是我们千方百计去解"发热待查"这个难题最想得到的结果：清晰的疾病诊断，能够得到清晰的治疗方案。

唉！我深深地叹息一声。这3年多来，我们感染病科经过艰辛的诊断过程，确诊的"发热待查"病人中，淋巴瘤已经达100例了，很多病人治疗效果不错。能够缓解的淋巴瘤，病人有很长的生存时间和不错的生存质量。

但是疾病本身，有太多太多的不确定因素。清晰的治疗方案，也不一定能够得到我们想要的效果。老洪的这个病理分型，在淋巴瘤家族中预后最凶险，这让医生也一样充满无力感。

想起老洪，就觉得我们像队友一样，一起去完成一项困难的任务，即使最终失败，我们仍然相互信任和支持。

我往窗外凝视片刻，鳞次栉比的都市、川流不息的人群，这是魔都上海的傍晚，夕阳从医院大门外斜射下来，把中山医院几个字长长地投射在门前的草坪上。

平静片刻，我把视线投回到电脑前继续查看各种繁复的数据和趋势。

解决"发热待查"的能力，也代表了一家综合性大医院的临床实力，这是我身为一个感染科医生的终身挑战，也是我对这家百年名院的责任。

读者留言

王笋扬：在临床诊断中，检查技术再高级，临床数据再丰富，都不能替代人脑的思考。因为所有的检查方法都存在假阳性与假阴性。技术与数据只能作为医生临床思维认知过程的材料。举一个不十分恰当的比喻，再好的食材，如果厨师手艺不行，也不可能变成佳肴。所以，像处理"发热待查"这样的疑难疾病的会诊，只有依靠掌握临床判断力、经验丰富的医生。然而，光有如工程师般的诊断思考还不行，患者并不是一台"坏机器"！他们是一个个有血有肉、能思考、会恐惧的"人"。他们当然需要"痊愈"，但是如果不能，他们更需要的是"舒缓""宽慰""支持与鼓励"。医生在技术上解决问题，也不能忽视患者的这些需求。这是医生这个职业的初衷。

敬你：前两年我也发热待查好久，辗转几个医院多处科室，现在还在吃药康复，说一句：活着真好。

Dr 李：有好的医生，诊断明确也需要好的病人，医患合作的相互配合是老洪能确诊的重要因素，当然还要有钱。作为医生，时时有不足感，也时时面临无奈。医学是一门混合了确定性和不确定性的科学，深深让人着迷，而现实中掺杂的非医学因素很多，让人感慨。

HHH：我父亲与本文患者一样，是在武汉协和医院确诊出的 NK / T 细胞淋巴瘤。协和感染科的易建华教授，与本文作者一样是个非常热心的好教授，给予我们很多帮助。但是遗憾最终没有抗过癌细胞的侵袭，但愿医学能再先进些，"发热待查"早些确诊病因也许会是不同的结果。

伟萍：我那年，低烧、咳嗽应该有一个半月之久，去了三趟医院，都诊断是感冒，然后有一天直接就到了 40℃。我自己都吓傻了。然后我自己在急诊，那个医生很认真地跟我说，怀疑肺炎、肺结核、肺癌，当时有点紧张，自己跑去拍了片子，让住院，还没有床位让我回家等，后来自己还拖着病躯托了关系住了别的医院，胸腔里积液足足抽出了 4 个输液瓶子，然后出了结果才跟家里人说。我有时候想 20 多岁的自己还可以这么坚强。

樊金海：留言一下，淋巴瘤患者的痛苦，不是单单肉体上的。发热只是一个表现，怕的是表象下的冰山，不知威力如何，是什么样的结果。

创作谈

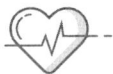

这个故事是我写了一段时间，在医圈有点儿名气之后的产物。有人在微信上问我：写手术成功、抢救成功都比较好写，疑难诊断能不能写呢？有点挑战自身极限的好胜心在，我就挑了一个非常复杂的案例来体验不一样感受。

"发热待查"是让内科医生最为头痛的诊断，没有之一。一个发热的病人，有可能要做顶级三甲大医院的所有检查，住院三个月，仍然处于"待查"状态。诊断复杂"发热待查"的能力，几乎可以看做一家医院、一个大医生内科综合能力的检验指标。

我挑选的这个病历来自于上海中山医院感染科胡必杰教授的案例集。这是一个整理完毕作为经验交流的案例，有完整的病历报告，有确诊详细过程，有病理报告和病人预后。整个病程长达 1 年半，三次住院检查，病人在确诊后不久死亡。由于诊断的困难性，这个案例很长，包括了大量的辅助检查，3 次 PET-CT，多次骨髓活检，整个病历加上辅助检查，多达一万多字。

想想看，抛开一切技术问题，一个病人在一年多内 3 次住院，做过了医院内大大小小几乎任何有参考价值的检查。结果在明确诊断之后死于并发症。这样的漫长痛苦的过程，对医患关系会有怎么样的考验？现实中常见的场景是：病人对检查失去耐性，继续辗转到其他医院看病，或者在累积了高额医疗费用之后对治疗不满，与医院产生持久的纠纷。

想想看，一位医生把挑战诊断最疑难的疾病作为终生的使命，把建设最具技术竞争力的感染科作为终身的事业，这是怎样的一种使命感？使命感也会伴随挫折感，勇于探险攀登的人，势必要承受常人看不到伤痛。

我一直认为，医患双方是同一个战壕里的兄弟。同样的人组队，彼此疑忌和彼此信任之间一定会产生不一样的结果。即使命运蹉跎，面对最残酷的结局，相互支持的过程也是人生的温情和亮点。

另外，对医生这份职业而言，有人把它当作养家糊口的职业；有人当作人生重要的事业；有人当作终生的使命。医学深邃宏大，是值得那样的投入的，复杂疑难疾病是一座"移动的迷宫"，好奇勇敢的战士才会终身向往、乐此不疲。所以胡必杰教授是我的偶像，我以成为粉丝为荣。

我们不是天使

秋天的雁群划过晴空，提醒我此刻是此刻，不能带着对过去的防御、怨怼和不平，这对郑春不公平。

"王医生，谢谢你让我们全家又过了一个圆满中秋节，妈妈在，家就团圆！"中秋节的那一天，刚到医院，打开电脑，正准备开始忙碌的一天，手机里就收到这条消息，我注视着屏幕有片刻移不开眼神，缓缓地坐下，眼睛里浮过一层泪膜：是啊，多不容易啊……

2011 年 5 月，急诊收了一个重症红斑狼疮的女病人郑春。

我在病房见到她的时候，病人正端坐在床上，吸着氧气，打皱的面皮又被水肿撑开，皮肤亮晶晶地紧紧绷着像一层糯米纸，仿佛马上就要给胀破了。据说是因为北京的某医院床位紧张而转回来的，这么严重的心衰表现，也不知漫长一千多公里旅途她坐在担架上，是怎么熬过来的？！

"早知道就不这么折腾去北京了，就是不甘心么！"病人的大女儿坐在病区走廊上掩着脸。她头发乱蓬蓬地没有梳理，挺热的天，不合时宜地裹了一条灰扑扑的呢外套，身边的大塑料袋里戳出来一卷厚厚的CT片，满身带着远途求医的不易和不顺。我抽出CT片看了一眼袋子上的字——那并非是一家治疗风湿病出名的医院，想必这个农村家庭在求医路上磕磕绊绊，吃的苦头不少。

高热、咳嗽、胸闷，转运之前用大剂量激素。初步评估，她已经在呼吸衰竭的路途上，加上长途颠簸的雪上加霜，她随时可能陷入最后的抢救了。身患的恶疾——红斑狼疮，说白了，就是自己的免疫系统疯狂地攻击自己的器官和组织，心脏、肺、肾脏、肝脏……病人即使吸入高流量氧气，经皮氧饱和度仍然在90%左右的警戒线上惊险地徘徊。

郑春已经软得毫无力气，却气急得根本躺不下去。在我检查腹部体征的那一会儿，女儿略微把床头摇低了一点点，她就惊惧地叫"高一点，高一点……"手拍着床，胸廓剧烈地起伏着，浑身都是冰凉稀湿的汗。监护仪冷冷显示着每分钟120次的心率，她的身体在调动最后的潜力，要离开危险的死亡悬崖。

她抓住我白大褂的衣襟，仿佛抓住救命稻草一般。我紧紧回握了一下她的手以示安慰，一边与科室吴主任制订详细的治疗方案：利尿，补白蛋白……还有大剂量肾上腺皮质激素——这个性格两面而多变的治疗利器——对危重的红斑狼疮病人来说，它有时候看上去像战无不胜的灵丹妙药；有时候又在刚刚看到希望的瞬间，用犀利的副作用把病人带向死亡。

"这个病人不好弄，搞不好又是感染、出血、肝功能衰竭……投诉、鉴定……"开完医嘱，吴主任低声说了一句，语气平静却带着显而易见的郁闷："先告知病危吧。"

我没有回头看他，默默瞟了一眼办公室铁皮柜子里那个牛皮纸袋。王倩的官司还在半途中，郁郁的灰色调笼罩着整个科室已经有一段时间。我默默地分辨着吴主任的语气中有没有细微责怪的成分……

"医生，你们用药要按规范，要刚刚好，正好起作用，不要有副作用……"当时王倩老公那句戳痛人心却又义正词严的话，让我们这些常年苦读厚厚医书的知识分子痛彻心扉。已经几个月过去了，那带着浓重本地口音的普通话，有时候还是会像凿子一般，冷不丁戳在我的心上。

郑春戴着吸氧面罩，在我们风湿科的病房里开始了漫长的治疗。大剂量的免疫抑制剂，昂贵的大剂量丙种球蛋白——医疗在这种时刻常常显得很无力，面对自身免疫的攻击，有限的手段就那几种。僵持的战局，曲曲折折，好好坏坏……免疫功能失调的郑春，一边被自身的抗体攻击着各个脏器；一边失去了自身免疫力的保护，生活在感染高风险的阴影下；大剂量的药物产生另一重攻击。60岁的肉身就是一个战场，承受多重折磨，更甚于恶性肿瘤。

郑春的两个女儿在她旁边的靠椅上开始了漫长的安营扎寨，头发蓬乱地端水、喂饭、擦身、端尿盆。她们并不每天紧盯着我问这问那，只是我一在病房出现，就把视线聚焦在我身上，带着急切的关注和期待。

半个月，在体温曲线的高低曲折中过去，气急间断地发作，稍稍活动，就会咳出血痰。带着血迹的卫生纸一团团扔在床头的废纸篓里。肺片复查情况很不理想，凶险的进展，在把她带向致死性的肺纤维化。

有一个夜班，逢她气急加重，我到床边的时候，她拉住我的衣襟，说不出话，用迫切到哀求的眼神看着我。监护仪持续的嗒嗒声伴随着粗重的喘息，昭示着一个生命正在悬崖边一寸一寸向下滑落。

踌躇中，我向病人和她的两个女儿提出再次肾上腺皮质激素大量冲击治疗方案。我时时会想到那个词"饮鸩止渴"——这是解药，也是毒药，上一次冲击治疗的效果并不理想，意味着这一次更多地会面对它的副作用。

"王医生，我们不懂医，我们听你的！"大女儿皱着眉头，果断地在知情同意书上签字。小女儿抹一把眼角溢出的泪，默不作声看着姐姐重重地签下"同意"。

皮质激素的副作用林林总总，有十几二十条，一页 A4 纸打印的密密麻麻条目，让没有医学知识的病人家属很难完全搞懂。怎么来形容呢，皮质激素就像准头不佳的重炮，一炮轰过去，身体最终会发生很高比例的"杀敌一千，自伤八百"的结果。

这果断的签字和不久前王倩的丈夫是多么相似。我刻意地望向窗外，想把心头的阴霾摆脱掉。20 年的经验，我很明白，有些人的知情同意是知情同意，而另外一些人，愿赌是不服输的。当不良的临床结局来临，问责也就随之而来。

"我们又不懂，医生叫签什么就签。我们不懂用药为什么会出血出到没命……""我怎么能不同意？几千块一天的球蛋白都用了，该用什么药，除了签字，我还能做什么……"尖利悲愤的质问，来自那个中年男人。

秋天的雁群划过晴空，提醒我此刻是此刻，不能带着对过去的防御、怨怼和不平，这对郑春不公平。眼角的余光瞟一眼主任，穿得有点旧的白大褂柔软服帖，他不置可否地翻阅着病历夹内的签字单。漫长的十几年的合作，我知道，他无言的表达是："同意"。我读得懂沉默中的支持。

郑春一个月已经两次冲击治疗，那种静脉注入的甲强龙剂量，是常规口服剂量的几十倍，我的心时时悬着，时刻警惕感染、出血、心律失常等副作用。她的一张典型的满月面容，浮肿而疲惫。

又一次冲击治疗 3 天后，病人咳嗽气急略有平稳，大家暂时松了一口气，不知道后面的路途中还隐藏着多少艰辛。她女儿既欣喜又担忧地跑回来对我说"谢谢主任，谢谢王医生"时，我知道结果还远没有那么欣喜，郑重地回握住她的手说："我陪你们，一起努力！"

时间在一天天的治疗、好转、反复中过去了两个月。精神状态好的时候，病人会拿出手机，给我看她丈夫写的书法、女儿家的橘园。山上的橘园深绿葱茏的一大片，橘子已经在慢慢变黄，害羞般隐身在浓密的叶间，芬芳可喜。橘园下的房子并不很新，木制的长桌子上铺着笔墨纸砚，墨汁淋漓的"鹰窠"二字刚刚写成。温馨亲切的感觉，让我明白，她是在想家了，想念缓慢、亲切、芬芳、温暖的过往，想念着橘园里濡湿清冽的空气。

只是病情并不能让她如愿回到家里。7月初，郑春的肺部感染已经迁延了很久，更换了多种的抗生素，疗效不佳。有一天晚上8点多钟，我下班后刚好与家人在公园跑步，病房护士的电话急急地告诉我，说郑春高热不退，已经抽搐昏迷了，家属已经签好字想第二天自动出院送她回家……

我坐在公园的石凳上，抱着头迎风呆视着远处宝俶山剪影般的弧度，有一刻的停滞：生生死死，也算是见惯了世间冷暖。二十年练就的理性有金属一样冷硬的质地，但是面对那些迫切到哀求的眼神，同时面对曲曲折折、已经快走到尽头的治疗手段，一颗属于凡人的心，仍然会摇摆、会犹豫、会伤痛……

对着湖面闪烁的波澜，发呆片刻，我在路边拦了一辆出租车往医院赶。病房里黑压压的一堆人，病人两个女儿、先生，两个妹妹、妹夫都赶过来见最后一面，她们口中喃喃地念着经文，正在为病人做超度，守着这最后相聚的时光……

大女儿看见我过来，抓住我的手："王医生，妈妈希望最后睡在自己几十年的那张床上，她不止一次跟我说过，我们明天就带她回去了……"

"再等 3 天，可以吗？我们用抗结核药，调整激素剂量，再给她 3 天的机会，可以吗？"我问她。脑脊液化验的结果并不非常典型，这些复杂病例给出的线索每一条都模棱两可，似是而非……

那 3 天，我清早到医院，天黑了还没离开医院。宁可下了班仍旧在手提电脑上做 PPT 或者倒腾课题论文，仿佛离她近一点，就能够给她一些力量。距离办公室不远的地方，郑春正在生命最后的路途上挣扎，我能给她的支撑和力量并不多，能做的都已经到达尽头。

昏迷中，病人的呼吸粗重，咳痰困难，每时每刻都有可能面临崩溃，她甚至可能达不成自己的心愿：最后睡在那张熟悉的床上。心电监护仪单调地响着，响得久了，成为病房里的背景声音。说不上让人嫌弃，但是无由地汇集着紧张的情绪。"尽人事而知天命"，当医学已经到尽头的时候，理性如医生也只能祈求看不见的"天命"。

邻床的护工赵阿姨经验老到地对郑春的女儿说：看吧，按喘气这么重的样子，我看见的七八个病人都走了，她也是凶多吉少。医生治得了病，救不了命喽！

病房的清洁工老陈推着巨大的电动拖地机站在病房门口侧头附和道：你们这家子已经尽了孝了，总不能人人为了看病，卖房子借钞票。万一人不好了，我来帮你们"换衣服"吧……

病区是一个小江湖，赵阿姨、老陈长期在医院里，是看惯了来来去去、进进出出的"老江湖"，说的话自有他们的分量。

病情艰难的僵持中，两个女儿经常僵着脸不说话，家庭会议中的其他人都已经退却了，只有她们俩在做最后的心理挣扎。相互之间频繁的小口角，愠怒的语气，是理性和感情在现实面前磕碰。哀恳的眼神时时在寻找我的回应，只要我在，她们会略略松弛片刻。

第3天早上，我还没走进病区，郑春的小女儿就眼巴巴地守在楼梯口对我说："王医生！王医生！我妈妈眼睛会动了！"

啊！我心头一松，治疗的结果反过头来证明了，这次诊断不甚清晰的病情变化果然是结核的中枢感染。这一次，有效的抗结核治疗终于在最后时刻把她捞了回来。

郑春的运气比王倩好，真的，我只能说是运气，哪一次我们不是竭尽所能，从指南、文献中抬起头帮助被疾病困住的家庭？幸运却只是偶尔垂青。

郑春在命运的悬崖边挣扎求存的几个月里，那个案子也终于结案，王倩的丈夫搂着十来岁的女儿，委委屈屈地接受了调解。看护过王倩的赵阿姨忍不住对那些已经过去的前因后果唠叨了一句："当初谁不是为她好？久病床前，到后来一股子怨气出不来，看见医院就觉得是欠了他的……"

记得王倩去的那一日，只有年幼的女儿和护工赵阿姨在身边，丈夫没有来得及赶回来陪伴最后一程。悲痛和号啕过后，这个中年男人的眼神，看谁都带着戒备和冰冷。重浊的血腥气，是消化道大出血后留下的，王倩最后的生命气息。

唉！隔着卷宗那厚厚的牛皮纸袋，郑春的家属看到了医生的苦口婆心，坚持和忍耐，却看不到医生生命的另一面，那些莫名的误伤、重伤，也是最平常不过的日常。那情绪就像月亮的背面，永远不能转到面对病人的这个方向上来。

后来……自身免疫系统像飓风一样疯狂的攻击终于慢慢平息了，感染、胃出血……一个一个次生灾害也在后续的努力中慢慢痊愈，再后来，郑春回到了她日思夜想的橘园，成为定期在我门诊复查的病人中的一个。

这么多年过去了，郑春迫切到哀求的眼神，和那一刻她女儿那热泪盈眶的眼神一直深深印在我的脑海里，以至于以后近10年的复查随访，郑春每次一见到我，第一句话都是：王医生，谢谢你一直陪着我，我又多活了这一年！

又是一年中秋，从那个橘园采下来的橘子散发着辛冽芬芳的香味，有些还没有完全橙黄，洁净饱满地一个挨着一个堆在我办公室的桌子上。中秋之前，郑春会特意来看一次门诊，她女儿把自家橘园中的橘子带给我，告诉我，那些曾经的犹豫、挫折、徘徊、决断都是值得的。

熙熙攘攘的专家门诊终于结束，晓玲依旧没有听从我的劝告，坚持要为9个月后即将会来的孩子停下治疗药物"拼一把"；钱老师的类风湿关节炎控制得不理想，已经关节变形的手让她提前离开了工作岗位……这是属于风湿科医生的琐碎，一个个关于生命的选择和挣扎，而并无太多惊喜的日常。

我们不是天使，命运不会取悦每一个病人。但是清晰的理性后面，病人永远需要我们拥有一颗凡人的心。

三头身美女：科室之间有个鄙视链，像我们科（皮肤科）处于鄙视链的底层，没有什么惊心动魄的故事，日常状态一点也不"治愈系"，连纠纷都是小口角，小打小闹。

江南胖春：医生其实有时候挺天真的，劝病人留下来，继续治、继续治、继续治，你说对她有什么好处，工资又不涨一分，加班也是连着又不补休，图的是个什么？

天青色等烟雨：常人不懂"风湿性疾病"的套路，只有我们这些生了红斑狼疮的女人，才知道，有怎么样的鬼门关等着你。为了生个娃，吃的那个苦啊……话说现在我已经不照镜子了，免得看见自己三十岁的容颜郁闷到吐血。想不开也只得想开，至少现在我还活着，而且生了娃……

创作谈

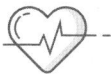

郑春的故事是一位浙江大学医学院附属第二医院风湿科王巧宏医生提供给我的，在王医生的行医生涯中，这个案例是一个灯塔一样的存在，不仅因为治疗过程的起伏跌宕，用药的剂量超过常规甚多，还因为病人在之后的每年的复诊中都在

向王医生反馈：感谢你的努力，为我带来了生存的机会。不难想象在王医生的临床带教生涯中，这可能成为一个经典教学案例。

可能你要问，医生不是经常得到病人的感谢吗，什么样的病人能让医生花最多心思？身为病人就希望主诊医生可以和我多说几句话，多解释未来的治疗中可能发生的状况。如何让医生的视线多留在我的身上。

事实上，让医生极度关注的病例只有一种——"疑难危重"，挑战认知极限、挑战解决实际问题极限的病人，最让医生倍感压力，也是花心思最重的病人。那对病人来说，真不是幸事。

这种极度关注，和熟人打招呼，领导要求关照，家属刻意殷勤礼貌等带来的瞩目感是完全处于不同的层级关注。医生投注整个身心去工作，大多是处于职业的热忱。

重症红斑狼疮的病人郑春就是这样一个"VIP病人"，疾病的危重程度导致了医疗组长、科室主任把工作的很大一块重心不计代价地放在她的身上。

资深的医生都知道，疑难危重症就像一片黑暗的泥沼，深不可测。一边探索一边前进的过程中，现有的技术能力再强，在成功与不成功之间，相隔的区别只有一线，甚至只能用运气的好坏来解释结果。偶然因素、个体化差异、统计概率，其实都是在解释同一个问题。在单个具体病人的身上，很多时候都就是以成败论英雄。

我认为郑春的女儿就医态度非常正确：信任而不过度纠缠，在具体的技术问题上不乱投医问药、不固执、不迷信。这样的家属在病情的配合上，最有利于建立良好的合作共同体，最有机会得到"运气"。医生可以选择放手一搏，也可以在适当时候劝阻某些过激的选择。

资深的医生都经历过失败，经历过功败垂成，经历过此刻的理解和彼时的不理解，几乎都被医疗纠纷投下过心理阴影。就是说，每个医生的内心都受过这样那样的伤。如果家属的行为显著流露出怀疑、纠缠、抗拒，那医生会本能地处于防御机制。类似郑春这样的病人，剩下的极其有限的机会就可能被放弃。

而另一种无法相处的医患模式是：你为我做主赌一把，赢了算我运气好，输了算你医生倒霉。现实生活中不乏这样的病人，尤其是之前的治疗费用累积了很多，付出的经济成本巨大的家庭。在不良的医疗后果面前，推翻所有之前做出的决定。这样的病人出现一个，就会让医生处于"一朝被蛇咬，十年怕井绳"的防御状态。这种状况对医疗整体的生态环境有很大的伤害。保护性的医疗因此水涨船高。

有幸的是，王医生和她的团队都具备很好的心理成熟度，具备良好的职业精神，即使被伤害，仍然在相信人性，在追求极致的道路上坚持医生的职业精神。

也是有幸，命运之神选择了郑春，郑春在未来的复诊过程中，感恩和反馈，在精神上激励着王医生。优秀的医生获得这样的正反馈，在未来能够更加优秀。

所以，你看，每一个案例就是一棵树，无论是歪瓜裂枣还是枝叶茂盛，都是小生态的一部分，整个医疗环境的正向发展，有赖于每一个正向反馈汇聚成枝繁叶茂的生态森林。

黑暗中的一线光

大概世界上只有医生会这么傻，出工出力押上个人声誉去搏这个医疗结局。所以那世上最动人的表情，是对着所有白衣战士的。

我是一个 ICU 医生。

第一次看见杜婆婆，是眼科主任特意邀请我来为这位 81 岁的老太太，做手术前的全身状态评估，她将在第二天做一个全麻下的白内障手术。

杜婆婆坐在床上，张开两只手乱摸，我把手递过去，她一把抓住，随即又放开向其他方向抓去。干枯的手，瘦骨嶙峋，像极了动物的两个触角，不停地左右摸空。

眼科主任告诉我，她完全没有听力，视力也随着白内障的加重几乎全部失明。她没有办法和外界交流，旁人根本搞不清楚她要干什么。

白内障手术本可以只要做局部麻醉，但杜婆婆不适合局麻，因为她完全不能和外界交流，无法配合，必须做全麻。

我听了一下杜婆婆的心脏和肺，她完全不知道我要干什么，伸手来够听诊器，随即抓住我的手，努力地感觉，碰到了谁。嘴里咿咿呀呀地念着本地的土话，但是我一点也听不懂。聋人失去了自己的听力后，得不到周围声音的反馈，原本会讲话，也会变得发音奇特，控制不好音量。

"她在叫我。"杜婆婆的女儿走进来。抓住了她的手，不知道是什么样的感觉，杜婆婆的手不再抓空，停了下来。

"她可以感觉到我，但我给她吃东西，她搞不懂是什么，要摸很久。她可以在室内活动，太阳很亮的时候，可以写几个字，让她看见。"杜婆婆的女儿并无恻然的表情。但在场的每个医生，都沉默。

"我知道有手术风险，但是哪怕恢复一点点视力也好，她现在是在'终身监禁'。"杜婆婆的女儿说。

可以想象，那是一个什么样的世界，没有声音，没有光，没有颜色，只有无边无涯的黑暗和沉寂。难怪她的手会一直这样划拉，人的本能就是想用手，把这黑暗的世界扒开一个口子。

我看了她的相关检查，81岁的人，慢性疾病状态早已是一种常态，接受全麻还是有一定的风险，这也和她多年的抑郁症有关。当一个人的感官全部报废了，孤独地待在时间的荒漠里，不知是白天还是黑夜，无边无涯，怎能不抑郁？

我们决定让她做这个手术，那种没有边界连接到死亡的黑暗和沉寂太过可怕，无论怎样冒风险都值得。很快，我就和眼科主任达成共识，她需要手术。但我给出了时间的限制，一个81岁、极度枯瘦、抑郁症的老人能耐受的全麻时间必须尽可能短，最好在一个小时之内。

而且，手术后，她必须在 ICU 监护，她的血管老化非常厉害，血压难以控制。

一周后，我在门诊的走廊里碰到女儿推着轮椅送杜婆婆来检查，苍老佝偻的身躯蜷在轮椅中，似乎有点异样。出于职业敏感，我马上发现，她的双手已经不再惶恐无效地摸空。忽然，她用一侧恢复黑色的眼睛注视了我一会儿，笑了一笑。枯瘦的脸，密布皱纹慢慢绽开。

她的女儿说："她看见穿白衣服的人，都会这样。"

那是世界上最动人的表情。

读者留言

黄金圣斗士：对医生表示尊敬，这个案例如果演变成医疗纠纷，打起官司来，医生是必输的。我想，这个事实每个医生都知道。

星辰大海：好优美的广告，看得我眼泪差点出来，像泰国那些很走心的广告故事，意犹未尽，余味无穷。

万字结：当时在蒋湾村听说这个老人的时候，不抱希望医生会给她手术。这个故事后来有了一个童话般的结局，病人手术之后恢复了部分视力，很快另外一侧眼睛也做了手术，治疗的费用由残联的专项拨款承担。这是我志愿者生涯中最难忘的一个白内障病人。

创作谈

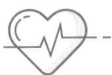

这个故事，是我为一个资助白内障手术的专项公益项目写的广告，最初在公众号上刊出的时候，后面跟的是"光明在新安"的广告内容。因为是广告，写得特别短。

我承认，读者说得对，如果这位老太太在手术过程中遇到了严重的并发症，医疗纠纷打起官司来，医院是会输的，去会诊的时候，我们都知道这一点。局部麻醉就可以完成的白内障手术如果导致病人死亡，醒目的标题出现在网上，键盘侠的攻击一定铺天盖地，关于道德的谴责一定铺天盖地。我们对这个风险心知肚明。眼科主任叫我会诊，是在邀请我同他一起承担责任、承担风险。

但是在那个具体情境下，对错是非的判断，似乎不重要了。生命的质量不能用天平来称量，但无疑老太太的生命体验，是没有一个人愿意去

157

体会的，那是绵延到死亡的寂静和黑暗。当你感觉到了这一层绝望，手术冒险似乎就变得值得、变得正确、变得让人无畏无惧。

这种决策不容易做，当你评估心血管功能、评估脑血管功能……用最精准的计算来衡量一个年老的躯体能不能承受手术的时候，你一边也要为自己的职业生涯负责，为自己的专业声誉负责。付出所有去争取"黑暗中的一线光"，对医生自己并无太多利益可言，我说过，这是一个公益项目。

大概世界上只有医生会这么傻，出工出力押上个人声誉去搏这个医疗结局。所以那世上最动人的表情，是对着所有白衣战士的。

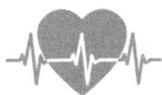

PART Ⅲ

跨年

他刻意抬头认真地看着我的眼睛，眼神中的理
性和锋利，属于一个高年资的主任医师；属于
一个身经百战，又历经折腾的 ICU 主任。

小年夜，救护车奔驰在高速公路上，天空飘着细小的雪
花。雪花在车顶上警示灯的映衬下一闪一闪，像细小的尘埃无
声地在浓黑的冷寂中缓缓坠落，转瞬消失在路面上。远光灯的
光束刺破夜幕，直指向远方。

车身轻微的颠簸，我立即稳住 ECMO 的机身，习惯性地
抬头注视监护仪的屏幕。几道监护图像，在黯淡的车内十分刺
目。病人此刻一动不动，被镇静药物镇得很深。所有管路、电
线、导联都固定得很好，离心泵轻微地嗡嗡转动着，呼吸机单
调地送着气，钢铁的"心"和"肺"维持他仍然活着。

"半夜跑在外面，老婆没意见吧？"方宇坐在我的对面，
揉揉眼睛，又揉揉太阳穴。他从昨晚的班连到现在，一天一
夜，面容十分疲惫。

"小南瓜有外婆帮着带呢，老婆不麻烦的。"提到小南瓜，我的嘴角会不由自主地带着笑，4个月的小家伙可爱得难以置信。咿咿呜呜，搞得家里每天又混乱又热闹，小小的方寸之地弥漫着奶香。

我看了一下病人的脸，肖大为，那个和我同龄的男人，刚刚退伍回来，寸把长的头发，棱角分明的面孔，看上去只是睡着了，仿佛眼睛一动就会醒来。嘴里插着气管插管，鼻子里插着胃管，固定管道用的胶布和绷带缠在脸上。

"求求你们，救救他，怎么样都行，多少钱我们都要做，他小女儿才4个月，不能没有爸爸啊！"嚎哭的老婆，断断续续地说着，抹一把眼泪在知情同意书上签字。哆哆嗦嗦字迹扭在一起，在滴落的眼泪中洇开一朵淡蓝色的梅花。她的羽绒衣不算洁净，头发随便地束在脑后，面容还带着生产不久的浮肿。

心有一刻的颤抖，从那一刻起我对他，就比平常的病人多了一分关切。想想看，如果床上躺着的是我，小南瓜母女该怎么办？

暴风骤雨一样的重症心肌炎，让肖大为的心脏忽然处于崩溃的边缘，若不是我们及时赶到，在最后一刻运转起ECMO，他此刻已经不在人世了。小县城离我们医院200公里路，急救车一路狂奔。那种操作时的惊险万状，也亏得我们一同来的3个人都是身经百战的老手，才在最后一刻阻止了死神的脚步。

急风暴雨一样麻利的操作，在 25℃的空调屋里，人人却都是一身黏汗，张主任说："亏得你们来得快，唉！还要辛苦你们一路转运回去。"这个县城的中医院并没有条件维持 ECMO 的运转，我们得连夜把他转运回到大学附属医院的重症监护室去。他需要在钢铁心肺的扶持下等待若干时日，等待处于极度疲软状态的心脏一点一点缓过来⋯⋯

搬运上急救车前，在动手整理所有繁复的管路时，我自言自语地低声说："嗨！挺住，女儿等你回去陪她，这个年不能一起过了，下一个年一定要和她在一起。"他的手并不冷，ECMO 的转动，已经像一颗体外的钢铁心脏，支持血脉流动，支持生命活力，但那一刻的心电监护上，只有弯弯曲曲的曲线，显示他"生物学"上的心脏已经停止了。

一整年来，我们的监护室折腾过的 ECMO 有三十多例，好几个和他一样的重症心肌炎病人，靠着这个钢铁机器活了下来，也有几个没有回来，严重到了这个地步，心脏能不能重新跳动起来，谁也不知道，老天会垂怜肖大为吗？

"这几天的排班有点悬。"身体一个摇晃，方才那一会儿，方宇差一点盹着了，他无可奈何地同我商量。年前休假的一半弟兄们已经在回家的路上，天色正在慢慢转亮，今天是大年三十。留下来上班的弟兄们，全体连班在工作。通常要等年前休假的一拨弟兄回来，交接工作，才能轮到另一半去过年。不能停转的重症监护室，年年都是这样轮班。

冬天的重症监护室，集中的是全院最重的病人，比往常更忙。"没事，我来看着他。"我知道方宇的意思，淡淡地回答。方宇是我们 ICU 的副主任，我深知他排班的不易，此刻他是我们的排长，要用一半的兵力，抵挡所有压力，他自己也一直身先士卒地在第一线，以一抵二。这个病人的技术难度，恰是需要重兵把守。而在留下来值班的兄弟们中，算我最有实战经验了。

把病人在床上安顿好，我拿着知情同意书，到监护室门口去找家属谈话、签字。她坐在门口的长凳上，像一株风中倒伏的树。

"他能活下来，怎么都行。"她迅捷地签字，无助中带着一点孤注一掷的急切。七八岁的大孩子蹲在走廊上自顾自玩耍，老妇人小心翼翼地哄睡怀里厚厚包裹的那个小的，巨大的行李袋搁在长椅上。等候区内，空气混浊，终年弥漫着一股散之不尽的馊烘烘的气息。

"我们尽人事，知天命。"我望着她的脸，重重地说，方才二十多分钟的解释，已经竭尽所能详细告知了 ECMO 的风险，解释了后续的治疗。我猜她并没有听进去，也不算太懂，这么繁复的内容，要一颗焦灼、彷徨的心去搞懂，实在是太难了。

7 年的 ICU 生涯，我深深明白，我的职责是把真实状况解释给她听，不管这真实是充满希望的，还是走向绝望的……她茫然地点头，往门内张望，从那个位置看不到肖大为的那张 9 床，但是每一次监护室的电动门打开，她都会不自主地往门内张望，一双眼睛在不熟悉的空间里，急切地搜寻着。

"赵医生，病人解柏油样便 200 毫升。"床边的责任护士正在做血气分析，清脆地对我说。我立刻到床边去，查看胃肠减压。病人现在用着很大剂量的肝素，来防止血液凝固，消化道出血是常见的并发症。上着 ECMO 的病人，时时会有各种状况出来。

肖大为的状况从大年三十早晨开始就一直没有消停过，消化道的出血陆陆续续一直有，春节期间，要输到珍贵的血制品，向血库真没少费口舌。除了 9 床，监护室的春节忙到难以置信，急诊室连收了两个多发伤进来，当班的小卢不停穿梭往返，谈话、操作、开医嘱、处理机器报警……忙碌的一个白天转瞬就到了傍晚。

"还不回来啊！"电话里老婆嗔怪地催促我，咯哒、咯哒，一个小小的声音在听筒里传来，小南瓜又伏在她肩膀上呃逆。

"有个很重的心肌炎，上着 ECMO，病房里实在是忙不过来。"我歉疚地说，这是小南瓜来到人世的第一个年三十呢！窗外的雪花在变大，屋顶薄薄地盖了一层白色，不时有零星的鲜艳的烟花划过天空，她又在窗前咬着手指头看烟花了吗？

"好吧，好吧，好吧，小南瓜，我们吃年夜饭了，跟你们家老南瓜再见，让他在医院里倒腾到 2050 年……"老婆对我的生活状态习以为常，调笑之中，带着无可奈何。听筒里传来响亮的"咯笛"一身，小鬼的呃逆和外婆的撮哄声一起传来。我万分舍不得地盯着挂断的电话看了一会儿。

"胃底黏膜糜烂,多处出血点,有血凝块覆盖,少量新鲜出血,未见新生物。"好不容易挨过年初一,大年初二的早晨,急诊胃镜医生还是被我从家里叫来了。在 ECMO、CRRT 机、呼吸机的包绕中,要做个胃镜可不是件容易的事情。好在医院里上班的人,都已经习惯了"地球不爆炸,医生不放假"的状态。

和方宇商量着,调整了药物,调整了肝素剂量,肖大为的出血仍旧没有停下来的迹象,心脏只有不规则的电活动,脆弱的生命完全靠钢铁的机器维护着,随时可能崩盘,每次我到门口去和家属谈话,都是去告诉更坏的消息。

"他会好的,会好的……医生你们再想想办法,怎么样都行,怎么样我都不会怪你们的。"她竭力控制情绪,语气中全是哀求。被几个妇人安抚着,劝慰着,面孔油腻而灰败。小婴儿呜哇呜哇哭了起来,她拥住婴儿,大的小的哭成一堆。

终于,初二的晚上,整晚都没有血便。整个晚上,每隔一会儿我就从值班室里出来,像梦游一般在 9 床的窗前荡一圈。看看监护单,看看胃肠减压。三个晚上没有回家,睡眠的质量很不好,两条腿疲惫酸胀,但意识深处却始终有一小撮火苗在燃烧,随时准备跳起来应战。

"好几天都没有回家?赵医生。"

早晨,送多发伤的病人复查完头颅 CT,我顺便在监护室门口再和肖大为的几个亲属交流一下前一晚的病情。从年三十一直驻守到现在,彼此在一次一次的病情谈话中越来越熟悉，她似乎是不经意地问我。

我略点了一下头，没有回应，下意识地与小婴儿打了个招呼。宝宝此时伏在母亲怀里，目光清亮地看着我，津津有味地吮着自己的大拇指。柔嫩的小脸，不知世间的愁苦。

"9床病人瞳孔不等大。"床边护士的呼唤带着不同寻常的急切，我和方宇两个迅速奔到床边，检查病人的情况。静默的肖大为一动不动，被仪器包绕着，好像和前一刻并无差别，连监护仪的数值都似乎没有变化。但是，种种迹象显示，病人应该是出现了大量的脑内自发性出血。

"准备做CT。"方宇发出指令，我已经开始装备转运呼吸机……心跳重重地撞击着胸腔，消化道出血还可以治疗，脑疝的发生，却是意味着并发症已经把他带到了不能治疗的绝境……全身肝素化的身体绝无可能经受开颅手术。

"啊！啊！啊！"监护室门外一片绝望的，嘈杂的，响亮的哭声。

我和方宇，彼此没有看对方的脸，他叉着腰站在心电监护的屏幕前，我叉着腰站在CRRT机前，停滞了一刻，彼此无言。我求助般地望一眼方宇。

"我去签自动出院。"方宇的嗓音粗糙中带着生涩。从口袋里掏出水笔来，不自觉地"嗑哒嗑哒嗑哒"急速按几下，像在释放某种情绪。浅蓝色的监护室刷手服，穿得久了，服帖柔软，穿着它，语气就必须那样平稳和光洁。

"带他回去了，"面前的老妇人倔强地抹一把眼泪，"大为一直在外面当兵，那张床，结了婚、生了老大、养了老二，就让他最后再回去躺一躺吧！"声音里带着久经人世沧桑的自持。苍老的手握着水笔，凝视片刻，用扭曲在一起的签名，抖抖索索地为儿子完成最后的手续。她被两个中年妇人一左一右紧紧扶着，哭得惊天动地。

拔除身上所有的管道，嘴巴里、鼻腔里、静脉里、动脉里……缝合止血，清理干净，年轻的身躯归于沉寂，不再有温度。一床家常的被子包裹着他的身体，覆住面孔，平车把他拉出监护室的大门。

一家人带着间断的抽泣声，哽咽不清的呼唤声，簇拥着担架往电梯里走。我站在监护室的门口，心情酸涩地目送平车转过走廊的那个弯。

片刻，抱着婴儿的她忽然折返回来，朝我跑来。她十分费力地从背包里掏出一盒已经压得皱巴巴的牛奶，递给我："赵医生，过年都没好好吃过一顿饭吧？拿着这个垫垫肚子。"

我拿起那盒牛奶，酸涩地发不出声音来，恍惚中，所有的语句都卡在喉咙口，泪膜不争气地浮起，眼镜上仿佛起了一层水蒸气，生怕自己不争气地露出不该出现在 ICU 医生脸上的表情。直到他们消失了很久，我手里握着那盒牛奶，疲惫地折回监护室里来。

疲劳至极，那一夜，躺在熟悉的床上，片刻就陷入深睡眠。梦境中，奶奶喜悦地抚着我的脑袋说："我家明明考上医科大学了呢！明明要去当医生了！"十八岁的我，充满期待地在电脑上看着医科大学的网页。整理好行李箱准备去往明亮澄澈的未来——那些远去的记忆哦！静静地在深夜泛起……

"把病历全部整理好，肖大为家属提出要医疗鉴定……"方宇的声音不带半点情绪。却像利剑一样在我身上划了一道伤口，明明白白地感觉到那种尖锐的痛楚。

"医疗鉴定？为什么？！"

"家属提出医疗救援偏迟，质疑药物使用的过程有不当，医务科马上来封存病历……"方宇手脚不停地翻阅着这份跨年的病历，把后续送来的化验单、监护单码齐了放进牛皮纸袋里。他刻意抬头认真地看着我的眼睛，眼神中的理性和锋利，属于一个高年资的主任医师；属于一个身经百战，又历经折腾的 ICU 主任。

我没有做声，帮他把血气分析化验单、心电图纸一起收拾进纸袋里。我明白他在说什么：身为一个医生，理性的那部分和感情的那部分，最好远远地分开……

从不失眠的我，在那个深夜，无法入睡。小南瓜嫩嫩的呼吸声，咂嘴声在摇篮里传来。"明明要去当医生了！"奶奶当年喜悦的语声犹在耳边。

我翻身打开手机，开到最暗，看一段枯燥的《沉思录》权当催眠。

"借助理智和正义，专注利用当下，在放松中保持清醒，爱你的技艺，不管是否卑微，身心热忱于它，使自己不成为任何人的暴君，也不成为任何人的奴隶……"

"理智是摆脱了无知后对世界的明辨，镇定是指心甘情愿地服从命运，豁达是指人的理智超越了躯体的愉悦和痛苦，超越了名利、生死。像角斗士一样保卫这些美好的品质，甘愿承受痛苦。充满激情的灵魂将达到幸福的彼岸。人之所以为人，在这天地间应当有这样的骄傲……"那个古罗马的皇帝，跨越千年的时间在劝慰着我。

温热的液体从眼角，流向耳际，倏然无声地渗入枕头。啊！我是一个 33 岁的 ICU 医生了。

深蓝: 医生生活的真实写照, 谁在乎你的疲劳? 谁在乎你的感受? 谁在乎你的假期? 谁在乎你的全力以赴? 谁在乎你的家庭团聚? 不写了, 吐血一地……

创作谈

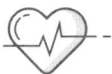

这并非我的亲身经历, 案例来自 2019 年中国医师协会重症医学大会病例比赛中的一个病例, 我是在场的评委之一。在所有比赛的 10 个案例中, 只有这一个是以失败的临床结局为终点的。也是因此我一下子注意到了它。在比赛场上, 病例的结束篇章是那一盒压得皱巴巴的牛奶。

比赛结束后, 我与选手在场下聊了两句, 发现现实的结局比 PPT 上展示的更加不堪, 曲折的治疗过程带来争议, 引起医疗诉讼, 选手说起亲历这个过程的内心挫折感, 唏嘘不已。不久之后我以第一人称写成了这篇故事。可以说这是我自己最喜欢的一个短篇。看《沉思录》是日常自我解压的一种方法, 我把它移植到了这个故事里。

"一流智力的检验标准是: 同时持有两种对立的观念, 还能正常行事。" 菲茨杰拉德的名言兑现在方宇身上。一个经受磨砺、理性而坚定的现实主义战士。如果看过我写的《医述: 重症监护室里的故事》中的《蒙面天使》，会发现，方宇是我的长久合作伙伴、是我最信任的医生之一。我们在成长中一起经历挫折，经历不平和愤懑，经历坚持和喜悦，一起完成成熟医生的内心塑形。把他移植到这个故事里来，足见我对这个故事的偏爱。

成长会经历剧痛。这种经历我不知道别的行业有没有，反正医疗行业挺普遍的。一种观念要求优秀的医生必须利他、无私、忘我、求真。而攀升在白色巨塔的半途中，又必须遵守优胜劣汰的丛林法则。下班回家，彻彻底底回归凡夫俗子、饮食男女。同学会一开，功名利禄立即启动了内心的比较机制，难免失衡。所以，挺"分裂"的。修炼到如今，看到文章后面读者深蓝的评论，也觉得十分亲近认同。"愤青"的愤，在我身上并没有完全过去。

成长会经历阶段性攀升，故事里主角赵医生和 ICU 副主任方宇，是两种阶段的医生。赵医生技术已经接近成熟，决策能力还不稳定，心理还需要继续建设。方宇技术和内心都已经成熟，可以在团队中领军。那种相互扶持，亦师亦友的阶段，是人生的宝贵经历。

写了数年的叙事医学，我的故事里已经没有鲜明的好、坏判断了，每个人都有自己的"不得已"和"不得不"，从某种角度来评价，都有理有据、合情合理。我以为最好的医生，是被现实紧紧按住，认清楚了所有残酷和缺憾之后，没有选择逃避，仍然对职业满怀热忱地倾情投入。别的职业未必会这样，但是医生会的。不知道那算不算斯多葛哲学。

医生，能不能把我这个胳膊砍掉

你能看好我的绝症，就一定看得好我老爸的。
世界上如果还有一个人能看好，就一定是你。

大伟走进我的小小诊室，第一句话就是："医生，你们医院这么大，水平这么好，能不能把我这个胳膊砍掉？"这个五大三粗的壮汉操着浓重的方言，把厚厚一沓病历和一大卷片子拿到我的面前。从衣着和谈吐来看，这是一个经济不是很充裕的病人，衬衫袖口和领子都磨毛了，胸前的口袋里皱巴巴塞着一包蹩脚香烟。

5月的杭州，天气已经有点热，他脱下衣服露出胳膊的时候，诊间里弥漫起浓重的气息，馊、酸、恶臭。空气中的异味顿时让人无法呼吸，熏得我这样见惯糜烂伤口的"老感染科医生"都立刻戴起了口罩。大伟把胳膊伸到我的眼前，粗壮的左臂上上下下，有好多个溃烂的伤口，腐败、流脓、肿胀、皮肤上有巨大虬结的新旧疤痕，有层层的色素沉着，还有多个冒出脓液的窦道。一看就知道，这是一个迁延多年的慢性感染。

"4年了，这个胳膊是好不了了，谁帮我把它砍掉，谁就是救了我的命！"大伟用正常的右手拨拉着4年间奔波于多家医院累积起来的厚厚的病历资料。我点点头，把X线片插到看片灯上，看疾病最初开始的源头。

大伟这个货车司机在4年之前出过一次车祸，左手臂骨折，做了内固定手术。从外伤以后开始，这条左臂就没有消停过：骨髓炎、溃烂、继续溃烂、窦道形成、反复流脓。

我这里，是他到过的第六家医院。从当地做手术的市级医院、到省级医院、到治疗外伤出名的部队医院、到全国知名的治疗骨科疾病的医院、到知名的中医治疗骨髓炎的医院，中间做过7次清创手术。如果计算抗菌药物的疗程的话，一堆门诊病历和出院病历粗略翻翻，已经不下20种药物。一本本磨毛揉皱的病历，一页页边角卷起的化验单，累积着这4年来东奔西走的不易。

4年间，带浓浊的臭味，带着永远不愈合的伤口，被人嫌恶，不能正常工作和生活。这个壮汉吃的苦，可想而知。难怪他对这条胳膊已经痛恨到了要除之而后快的程度。很明显，大伟是个干体力活的粗人。辗转这么多医院，又治疗，又手术，其中花费的精力和金钱早已十分可观，想来是因为这条胳膊严重困扰他的生活了。

我开出了住院单："你先住感染科，我们再想想办法。"门诊的时间需要适当限制，花费在回溯病历上已经有很多时间了，所以我决定把他收进病房，再考虑治疗方案。找到病原菌就能找到有效的方案，这是感染科医生的一般逻辑。

"我没有钱。"大伟大大咧咧地说，"如果快点找个医生，把我的胳膊砍掉，可能会便宜点吗？"他在自己的肩膀上比画两下，匆匆套上衬衫。胳膊上的脓液有好几处在衣服上渗出来，淡黄色的印迹浓淡不一地在袖管上画出地图一样的形状，一般人看了会自然而然地心生嫌恶。

"不可能。"我斩钉截铁地回答他。我拉起他的衣服请他自己看。大伟的颈部和左侧胸壁也有明显的感染迹象，尤其是左侧的胸壁，红、肿、压痛明显是胳膊的炎症已经蔓延过来的表现。"砍掉胳膊也没有用。"我斩钉截铁地回答大伟，免得这个壮汉想当然地胡搅蛮缠。

大伟痛苦地挠挠头，显然心里已经知道这个结果。"这是我来的最后一家医院，如果还治不好，我死了算了。"他用和我一样斩钉截铁的语气说。

这种迁延长达4年的感染伤口，已经治疗过多次，能不能最终搞定非常依赖病原体的诊断。所以进病房的第一天，病房的医生小陈就给大伟留了脓液培养。伤口清创的同时也留下了一些坏死组织做培养，希望可以发现明确的病原体。

分枝杆菌、葡萄球菌，还有其他导致创面感染的病原体都有可能。培养的结果也未必就是致病菌，人的表皮和毛囊里本身有大量细菌。我们生活的这个繁华都市，也是巨量微生物的都市，一个一个细菌的社区和王国就在我们身上和体腔内。

所以感染科医生就像侦探，每天在可能和不可能中整理诊断思路。唯一可以肯定的是，无论哪种病原体，治疗的疗程都短不了。

"老板，血平板长菌落了，粗看上去像表皮葡萄球菌……"。小陈在第二天查房的时候把刚得到的培养结果报给我。我看了他一眼，小陈在感染科病房已经2年，颇有临床判断能力。我在等他说下去，果然，小陈接下去说："我觉得致病菌的可能性不大，可以继续等等看，这么多抗菌药物打下来没有结果。如果病原体是细菌的话，耐药金黄色葡萄球菌的可能性最大。"

我颔首，这小子修得点道行了，对病原体的判断已经有点心得。肯用心的年轻医生进步都快。

五大三粗的大伟坐在床沿上，傻呵呵地插进来问："要等多久，我没有什么钱，快给我用药吧。"小陈皱眉，问我："经验性抗炎的方案，我觉得应该用利奈唑胺加利福平或者左氧氟沙星，可以吗？"

用药方案大伟听不懂，其实机灵的小陈在问我，需要至少3个月到半年的抗炎方案很花钱，这个时时刻刻担心着费用问题的体力劳动者，能不能承受10万元的治疗方案。治疗耐药金黄色葡萄球菌的药物，可不便宜呢！

"再等一等结果，4年都已经等了，不需要太着急这几天的方案。"我看看这个壮汉，叹口气。医生除了考虑技术问题，经济也是必不可少要考虑的问题。半途而废的抗炎方案一定不会成功，与其砸在水里，不如略等几天化验结果。但是这份心还是我来操吧，不要让这个大汉再烦恼了！

3 天后，小陈查房的时候兴奋地对我说："有结果了！罗氏培养基上看见菌落了，用 16SrRNA 分子鉴定报告的结果是巴西诺卡菌（N.brasiliensis）。"

"啊！老天帮大伟省钱了。"我对小陈笑笑说，"我觉得这个对了！把 SMZ* 给他口服上去，应该会有效！"小陈看看大伟的胳膊，皱皱眉头。脓液的浓重的臭味这几天来一直困扰着病房的医护人员，没有病人愿意和大伟一间病房。旁边床位的病人都给熏跑了，连走廊里都闻得到淡淡的馊味。

针对已经明确的病原体的治疗，是最可以看到实际效果的治疗。每天几块钱的 SMZ，可以产生奇效吗？这个古老的口服药在感染科始终牢牢地占据着一席之地，半年的 SMZ 只要2 000 多块钱。

"老板，都这样可以看好的话，医院只好关门了！"小陈打趣我。大伟这次没有啰唆，双腿盘踞坐在病床上，一本正经地做个双手合十状，不知怎地看上去非常虔诚。

一周后，我来查房的时候，病房里那股浊臭气味淡了很多。大伟正在打包准备出院，他的左胳膊虽然仍旧累累伤口，但是已经不红了，忽然瘪下去的皮肤不再肿得亮晶晶的。

"你救了我的命，等我好了，一定来好好谢谢你。"这个壮汉操着浓重的方言乐呵呵的，借着身高优势居高临下地拍拍

---

* SMZ，磺胺甲噁唑。

我的肩膀，他丝毫没有注意到一帮医生跟着我查房时都得规规矩矩的样子。

"不要断药，一个月之后，到我门诊来看。"我叮嘱大伟。有时候，这样的粗人也会很不听话，略见好转就不好好吃药。"遵命老板。"大概是听到我的研究生时时这样叫我，大伟的土话把"老板"两个字叫得非常滑稽。

后来，我就把大伟淡忘了。因为感染科始终在看这样一些疑难诊断、困难治疗的病人。我们的实验室，我们的感染科医生、影像科医生，都把现代的检验检查手段发挥到极致，才常常攻克一些人所不能的疑难疾病，我深知这绝非我一人所能。大伟完成了疗程后，回到他自己正常的人生中去，消失在茫茫人海中，我也慢慢把他忘记了，继续为不同的感染病人纠结、诊治。

4年后的一天，我去感染科病房查房，走廊里一股冲鼻的臭气传来。引得我立刻皱起了眉头。"23床收了一个糖尿病足的老头，老板要么查一下房？"小陈似笑非笑地看看我。

"怎么把糖尿病足收感染科来，不会到骨科去会诊吗？！"糖尿病足虽然也算感染性疾病，但是大多数需要不断换药、清创、疏通血管甚至植皮，需要骨科医生不停做外科处理才行。医院的常规流程就是收在骨科，感染科会诊。我颇为不满地问小陈："谁收进来的？"。

"老板，你好啊！"一个怪腔怪调带着浓重土话的声音在我身后响起。待我回过头来，一个壮汉大力用手拍我的肩膀，像老朋友一样抱住我，抓住我的肩膀晃了两晃。大伟还是穿着一件领口和袖口都磨毛了的衬衫，口袋里还是皱巴巴地塞着一包烟。挥舞着两个膀子，乐呵呵地说："你能看好我的绝症，就一定看得好我老爸的。世界上如果还有一个人能看好，就一定是你。"

我啼笑皆非地揪住他的左手看一看，那只手已经完全好了，纠结的疤痕慢慢平复，活动自如。他非常配合地摆一个健美先生的姿势嘚瑟了一下。小陈冲我摊摊手："老板，他说一定要你看，非你不可，不到你这里他就跟我没完。"

"好吧"。我拍拍大伟，像安慰一个小孩子一样请他稍安勿躁，快点闭嘴，免得身后跟的一群查房的医生忍笑忍得肚子痛。

一个医生，就是一个医生，不管千难万险，多少疑难和困扰，最无法拒绝的就是这样毫无条件、毫无保留的相信。或许这是医生这个职业最让人不能拒绝的成就感，即使你知道自己并非无所不能，这样赤诚的信任也会让你竭尽所能。

科普一下：大家都知道，医学知识对疾病诊断与决策的重要性，怎么强调都不为过。在这个案例中，最后一家医院的感染科医生和前面六家医院的医生区别在于，他们知道诊治成功与否在于是否能确定真正病原学，尤其是面对疑难的感染案例。"再等一下"，给培养过程一点耐心，"真凶"将自然现身。需要了解的是，很多复杂疾病的诊断不是一蹴而就的，前几家医院的不能诊断，为后来的锁定目标也起到了提供背景信息的作用，提示该病人可能为少见病原体感染，需要增加特殊检查。

我们知道，诺卡菌不属于人体正常菌群，感染的临床表现也不具特异性且多变，再加上病原本身难培养，正确诊断常常延迟。在不同的研究中，从出现症状到得出诊断的平均时间为42日至12个月不等。

在常规需氧培养中，诺卡菌的菌落形态多变，从垩白色到产生色素的橙色、黄色或棕色菌落，通常需要 5～21 日的生长时间。如果怀疑诺卡菌病，必须告知实验室工作人员以确保有充足的培养时间。

另外，诺卡菌感染有两个特征：一个是能够播散至几乎任何器官（常见的是肺部、皮肤，以及中枢神经系统），另一个是尽管经过适当的治疗仍然有复发或进展的趋势。对于文中的巴西诺卡菌（N.brasiliensis）的皮肤感染，SMZ 有很高的敏感性，通常可以口服治疗，对于既往免疫正常的患者，一般疗程3～6个月。

这时，"耐心"等待培养结果，以及"耐心"给予患者足够长时间的抗感染治疗，就是医生具有相关医学知识的表现。

除此之外，我们的"老板"在指导住院医师小陈决策"是否继续等待病原学"时，还自然结合了对患者经济情况的考量。这种临床实践中的示范，对住院医师了解如何做出深思熟虑的医疗决策意义深远。最后治疗的成功，以及看到患者对医生的那份信任感，都会加深住院医师将来对这种疾病的印象，并且帮助他们对医学真正价值的理解，这个案例是不可多得的好教材。

嘎嘎佳：小编小编，呼叫小编，这是哪家医院，我有看不好的毛囊炎要去找"老板"。

阿凡提：一个医生，就是一个医生，不管千难万险，多少疑难和困扰，最无法拒绝的就是这样毫无条件、毫无保留的相信。或许这是医生这个职业最让人不能拒绝的成就感。

M&M：为什么看到后来，我感觉是小陈的功劳……当然小陈是老板的弟子，老板在一家顶级水准的大医院，但我还是感觉小陈也很厉害。

马萌辛：这是我关注这个公众号以来看得最喜欢的一篇推文，写文章的姑娘（直觉认为能写这么细腻的是一个姑娘，如果是个帅哥，那只能说医生都是细心到让人感叹的存在）一定很幽默爱说故事。有些科普很纠结，可能隔行如隔山，离我们普通人距离太远。这次不是，很贴近，所以我关注了一年多来第一次留言。

建美：我儿子现在在读研，读的就是邵逸夫医院感染科，希望他将来也能像俞医生那样为病人排忧解难。

快乐星球：文中的病患是我的父亲。就因为一个小小的交通事故，我父亲的胳膊断断续续感染了4年多，看过这么多医生，做过大大小小几十次手术，4年间我父亲本人承受了生理、心理两重压力，家人在旁边也是有心无力。不过还好碰到了俞医生，让我父亲恢复了健康，而且是以这么简单的方式，真的是万分感谢医者仁心！

创作谈

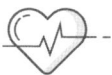

这个故事的主角"老板"是浙江大学医学院附属邵逸夫医院的俞云松院长。在一次感染科的讲课里，我听到了这个案例，之后就写了这个故事。俞云松院长是感染科的专业大咖，专门解决各种疑难危重感染。带着衢州口音的普通话，和中气十足的讲课是他的特色，很受欢迎。在这个故事里，有心调侃把这病人和医生两人写得幽默可亲。

疑难感染的病人有时候很难找到那个可以为他们解决问题的医生，也很有可能"那个医生"并不存在，要过很久很久之后，科技的进步才能初步解决这个感染问题。在经历过 SARS、H7N9、COVID-19 之后，我想公众对感染的理解绝对不是那么乐观的。

我们生活的自然界，也是众多微生物生活的世界。哪些是致病病原体，哪些可以和人类共生共存，哪些可以跨越物种而致病，并没有明确界限。所以感染性疾病的诊断和治疗很复杂，很宏大，很永恒。感染科需要庞大强悍的实验室支持，才能为医生提供合理的方案。

身患疾病的病人往往对此估计不足，所以有读者在后面留言：我认为这是小陈的功劳……小陈是治疗疑难感染的团队中的一分子，这样出色的年轻医生也必须有出色的实验室作为后盾，有综合实力强悍的各个专科保障，有经验老到、临床思维缜密的学科带头人带领，才能够成长为优秀的感染科医生。

这就是求医问药的诀窍了：实力强悍的微生物实验室大多在研究所的构架之下，特殊的培养基、基因测序……各种监测病原菌的方法齐全，过程严谨。可以找到那些罕见的、难培养的、以往没有诊断经验的病原体——这在一般市级大型医院有困难。

综合实力强悍的介入科、骨科、外科、内窥镜……这些是帮助医生取得有用的标本的科室，不要小看这些帮手，有时候精准医疗的难点和重点，就在于取到想要的标本，不管这个标本在颅内、在脊椎里、在小肠里、在支气管里，还是在全身各个位置的淋巴结里。即使是微创技术长足发展的今天，达到想取哪里都能取到，也是很难的。

另外就是"经验老到、临床思维缜密的学科带头人"了，感染科需要的内外科功底很大，发热待查是内科医生的经典难题。当一个病人被第一次治疗、第二次手术、第三次清创、第四次中药治疗、第五次转诊……前面所有的过程都会对眼下的现状产生干扰，越来越难以解开。

然后就是信任度的问题了，一个难解的结，需要有时间去解，再精准的治疗也需要有足够的疗程和稳定期的观察。而长期生活状态异常的病人常常心急如焚，处于急病乱投医的焦虑中。

所以这篇故事后面跟着科普。科普要想让公众接受，也需要有好听的故事。文中的病人运气还算不错，总算在茫茫人海中碰到了"救星"。而我前面说的话，就是想帮助那些还在寻寻觅觅的病人，循着规律找到他们的"救星"们。

飞来的奇迹

最强的压力之后，有最意外的美好结果，生命
从枯萎到重新开放——这是重症医学这个专业
特有的成就感和价值感。

我是一个 ICU 医生。

20 多年在监护病房的工作，最明白什么样的病人会给医生带来最沉重的压力。

25 岁的小泽由 SOS 北京救援中心的飞机，从 2 000 公里外的云南省包机转运过来。最初云南当地医院的杨医生和我联系的时候，我都不觉得这事真的可以办到。拿着电话张了张嘴，下意识地抬头望了望天花板，仿佛可以透过 ICU 的天花板，看到顶楼天台的停机坪；仿佛可以透过杭州的阴霾天，看到 2 000 公里外的云南。一句俗气的大实话脱口而出：多少钱？

25 岁，重症肺炎，"白肺"。持续 15 天高热，经常达到 40℃，顶级抗菌药物的组合：泰能针 + 利奈唑胺针 + 卡泊芬

净针＋更昔洛韦针治疗无效。气管插管，感染性休克。大剂量去甲肾上腺素维持，大剂量镇静剂下很高条件的机械通气条件。这个大孩子正在从 2 000 公里外，动用直升机转运过来，包机费用 60 万元。

不用和家属谈话，我就知道病人父母那种近乎抓狂的心理状态。25 岁的大孩子！从手心里软软的一团肉小心呵护着捧大，多少心血倾注，父母可以为他付出一切，不惜一切代价想要挽回已经接近死亡的事实。如果拿出自己的性命可以换，也一定毫不犹豫。

方强主任很淡定地说："接！我们医院的 ICU 就应该接这样最难和最重的病人，这是人家对我们的信任和肯定。这点底气要有的。"他快退休了，这些年添了些许皱纹，条条纹路一起汇聚成一个刚健稳定的表情。坐在会议桌的那一头，他仿佛就是重症监护室的定海神针。

我看看方主任，心里想：好吧！这个病人有千难万险要过，还需要好大好大的运气。不过至少还有一点有利因素：不用担心经济条件。至少我们还有泰山崩于前而面不改色的老大。我不否认我对老大是有一点点崇拜的，有他的话在，心里仿佛要安定很多。

天台上穿梭着众多迅捷的气流旋涡，"噗噗噗噗"的机翼转动声和发动机声音引得院区内路过的人纷纷手搭凉棚驻足观望。我们一路小跑把担架从电梯转运进病房的时候，小泽真的快不行了。即使在大剂量的升压药下，血压已经掉到 60 /

20mmHg。皮肤是那种失去了活力的黯淡青灰色，仿佛风势略大就能把最后的生命火苗吹熄。陪着担架一起过来的父母被拦在重症监护室大门外，两个人绝望地抱头痛哭："要走，也是要走在自己的家乡……小泽……"

立刻给他抗休克治疗，CRRT，维护循环，调整呼吸机维持氧合。ICU 常规治疗的这一套流程，已经熟极而流。ICU 医生的本事，是把最基本的生命体征先维护住，用一个又一个的机器代替暂时失效的器官。只要还有手段拖的住，就有机会争取病情的转机，时间也是治疗重创的良药。

看到 CT 片，整个组的医生就开始讨论开了："这个白肺看上去就像病毒性肺炎，不知道病原体最后能不能明确。"这是气管镜的高手小吴，手指情不自禁地向右下肺比画了两下。

"抗菌方案已经很难调整了，还有什么没有覆盖呢？"波波的研究生课题是重症肺炎，三句话不离抗感染的本行。

"要不要上 ECMO，再加重的话，呼吸机也未必维持得住。液体复苏下去，肺里状况还会加重的！现在肯定是需要容量复苏。"ECMO 小组的组长郑博士张望一眼库房里的钢铁机器。这是小泽最后的维护手段，用人工的钢铁心肺来维持他活着。要不要启动终极武器呢？！

一通七嘴八舌、提问、建议，年资不等的 ICU 弟兄们加上进修医生，各自用自己的武功修为判断下一步的治疗方案，印证对危重病的理解。

最重的病人，一定有千头万绪需要厘清。病人在云南当地医院已经全力抢救了 10 多天，用的药物不可谓不强。10 天来每况愈下，一定需要调整思路做出新的尝试。

沉思片刻，我说："ECMO 暂时不用。我们的优势是 ECMO 随时可以启用，不必担心时间来不及。但是多一项有创治疗就多一重并发症的可能。现在先容量复苏，肺部的情况还可以用呼吸机继续维持，当务之急是进一步明确病原体。"

资深的 ICU 医生应当懂得适时攻、适时守……办公室里响过一阵嘤嘤嗡嗡讨论。我看到坐在对面的方主任一言不发，面无表情。以我 20 年的弟子对他的了解，这是他的表示："同意"。

ICU 医生都有强大的耐力，只要维持得住，就可以继续进行，不管看上去是不是已经山穷水尽。这是抢救 2013 年禽流感之役给我们的团队留下的宝贵思想财富。那一年我们监护室的团队留住了很多以往已经必然要失救的重症禽流感病人，所以对重症病毒性肺炎的抢救信心非同一般。

第三天，病人的情况依然处在悬崖边，颤颤巍巍地摇晃，但是呼吸功能已经可以耐受气管镜检查了。气管镜从气管插管内深入，到炎症严重的右下肺吸引深部的分泌物。气管镜直视下的肺泡灌洗是找到病原体的最精准方式了。小吴小心地操作着气管镜，轻柔服帖，像一根延长的手指精确地指向某一处支气管开口。"呲呲"地启动负压吸引，吸出带着血色的黏稠痰液。这些液体送往实验室做细菌培养和宏基因测序。

可以导致重症肺炎的病原体林林总总有无数个，小泽的

CT 影像学表现太像病毒性肺炎了，但是被病毒损伤的肺，到了一定时间也会并发细菌、真菌感染，雪上加霜，越来越重。干扰越来越多，病程已经过去 10 多天了，常规细菌学培养的结果，未必能提供确实可靠的依据。

不过不要紧，我们医院还有实力强大的微生物实验室——可能是国内最强的实验室之一。不管是活细菌还是死病毒，都能被揪出来。

气管镜下得到的灌洗液送出才 24 小时，实验室的结果就回复了：基因检测为 B55 型腺病毒，肺泡灌洗液内提示曲霉菌。"哦"！几个聚在电脑前看检验结果的医生不约而同地叹了一声，腺病毒的基因检测结果意外，也不意外。

古老而普通的腺病毒是小儿发热常见的病毒，大多数人"感冒"一下就过了，有自限性，完全不治疗也会在几天后自愈。小泽的肺炎为什么会这么重，谁也不知道，每个人都有特殊性，病毒也是，这种小概率事件用最无厘头表述方式就是"运气不好"。曲霉菌是肺被病毒损伤之后的继发感染。可以调整抗真菌药，但是腺病毒没有有效抗病毒药物。

我对着电脑发回的监测结果苦笑了一下，武器有限的医生，常常被病人指望成无所不能。天天在门外打地铺，等得两眼发直的小泽父母更是期望我们有起死回生之力。是，现在即使我们知道是腺病毒造成的结果，也没有特殊有效的药物来控制它。手里的圆珠笔被我按得"嗑托嗑托"响，窗外的艳阳斜照着顶楼的大字"浙江大学医学院附属第一医院"，这里是浙江省实力最雄厚的重症监护室之一，被寄予厚望的铁甲战士，手里却没有太趁手的武器。我抛下圆珠笔，在电脑前修改抗生素治疗方案。

气管镜的结果还是创造了"精准"的目标，至少抗生素方案可以收缩防线了，几联的抗菌药物被迅速降级和精简。调整治疗后，我们慢慢等待病毒的"自限"——腺病毒有不错的性格，在某一个时刻自己会按下停止前进的暂停按钮，熄灭自己的火气；它的性格也有几分琢磨不定，不知道要到什么时候才"自限"，也不知道众多的并发症让不让病人捱住等待的时间。

这是一个艰苦而漫长的过程，被病毒侵蚀的肺泡无法执行正常的功能，机械通气下，呼吸频率很快，病人需要很大很大的镇静剂来维持一种松弛和无意识的状态。病床很平静，小泽静默地在呼吸机的运行下，胸口有规律地起伏着。平静的病床是一个看不见的战场，化验单上此消彼长的无数箭头指示着战局此刻的胶着状态。

气管插管的小泽，在一天一天漫长难捱的 24 小时里，艰难地前行。气管切开，维护肾功能，维护身体巨大的能量消耗，平衡水、电解质……

这些都是 ICU 医生的日常工作，每天早晨，大家习惯性地一上班就去看看小泽的进展：体温、液体出入量、呼吸机的条件、肠道功能、血气分析……密密麻麻的曲线参数。

抗菌方案的调整和免疫支持，会被大家在早会上持续地讨论。床边查房，办公室打医嘱，微信群里……一边干活，一边讨论，一边预测。ICU 医生永远用自己的功力，在印证病情。像一帮华山之巅练剑的同门师兄弟每天在拆招过招，打牙斗嘴。

顽固的腺病毒在小泽肺里旷日持久地和我们耗着时间，不肯乖乖"自限"。我们强大的实验室可以监测病毒的 Ct 值（病毒量）。这感觉就像气象局可以预测到会继续下大雨。我们没有办法让老天不下雨，但是知道只要坚持得足够久，天迟早会晴。有了病毒的 Ct 值可以参考，比无望地淋着大雨无边无际地等待要好那么一丁点儿……也就那么一丁点儿。

淋着时大时小、冰冷彻骨的雨，淋得像落汤鸡一样，看着天气预报等天晴，就是那漫长的等待给我们的感觉。

小泽的父母一下飞机，办住院手续的时候立即转了 30 万元在住院费里，就像库房里长枪短炮堆满了各种武器弹药，需要什么就用什么。这给心情纠结的前线战士到底是添了几分安心。

小泽下飞机的第 20 天，病毒终于第一次看到阴性的结果。年轻的身体，活跃的细胞有自己强悍的修复能力，肾功能慢慢恢复，肺部的渗出慢慢吸收。风雨交加中，终于看到即将雨停的信号。

最强大的 ICU 团队，最强大的实验室后盾，最强大的感染科技术支持，病人家庭强大的经济实力和小泽父母的信任，汇聚成的力量和顽固的病毒继续较劲。在疾病面前，人类的力量真的很渺小。

方主任说：我们只要坚持得足够久……

风雨交加中等待天晴。

直升机降落在天台后的第四个星期，呼吸机的条件持续下调，镇静剂慢慢停药。25 岁的年轻人在"噩梦"中慢慢醒过来，茫然，无意识地动动手脚。他一寸一寸离开那危险的悬崖已经有一段距离。紧张、焦灼中煎熬的父母简直是大喜过望。

因为持续大量使用镇静药物，长时间的消耗，小泽的肌肉虚弱无力。对他来说，自从那天插管后，所有惊心动魄、命悬一线的过程都不存在，待他醒来，是一具虚弱无力的躯体，气管切开，戴着呼吸机，无法发声，无法吃东西，无法起床，不认识周围的人，在陌生的地方接受治疗。这是怎样的一个"噩梦"！

漫长的脱机训练，小泽回到了儿童时代，喂饭，学走路，用尿不湿，练习重新说话。下飞机后一个半月，小泽拔除了气管插管，走出 ICU。噩梦结束了。一个年轻的生命，重回温暖的人世间。摸摸他的脑袋挥手送他离开，这种感情好像对着一个养育了很久的婴儿。

一帮同门师兄弟，七嘴八舌回顾治疗过程中的点点滴滴、起起伏伏，一地的表情包。

最强的压力之后，有最意外的美好结果，生命从枯萎到重新开放——这是重症医学这个专业特有的成就感和价值感。望望方主任，他的感觉，泰山崩于前而面不改色，好像一切理所当然。

或者，30 多年的 ICU 医生生涯，他更加不同，当抵抗压力成为习惯，当创造奇迹成为习惯，当在复杂而无望的局面中寻找生机成为习惯，他站在那里就本身已经是一个奇迹。

读者留言

Denny 朱一天：关键还是极其强大的经济实力啊！

Fluoxetine：这才是医生这个职业最迷人的地方，那种精神上的高峰体验，回味无穷。

Cherry 熊：对医生来说要胆大心细地治疗，对我们普通人来说，要多赚钱给自己和家人康复的机会。

一江明月：要不是他家有钱，人早没了，都说金钱买不来什么，可为什么总有人喜欢关注花掉了多少钱，很多逝去的明星钱多得花不完，可也没有换来什么，光飞机就 60 万。一个 25 岁的鲜活生命就这样继续绽放光彩，这是用钱能来衡量的吗？原谅我看完之后很错乱。

炎：治得好的最根本原因还是病毒的"自限"，医生做的就一个"守"字，我们肿瘤病人从来没有这个机会。

尼莫：经济条件＋方主任说：我们只要坚持得足够久……

冯楠：这是救回来了，要是救不回来，家属会不会用 60 万元请律师呢……咬手指头 ing。

Heleneagle：精彩，但是青年男性，本该"自限"的病毒感染却变成重症，并发细菌感染，豪华配方抗生素无效，来自云南，有钱……弱弱地问一句，查过艾滋吗？

创作谈

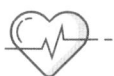

这个案例是浙江大学医学院附属第一医院重症监护室托我写的，毫无疑问这是一个值得写的案例，被医院的宣传部门写成宣传稿之后，重症监护室的医生纷纷"噫"了一声，表示心里不爽。

因为案例的重点变成了病人家属花了 60 万包机从云南转运。这个"卖点"太吸引眼球了，掩盖了艰苦卓绝的治疗过程。商量之后，医生们就把故事发给我，让"ICU 医生中的文科生"量身定制，写出医生想表达的内容——那是医学的高度和难度。

我写完之后，在《医学界》微信公众号上发表，当晚的点击量是"10万+"，评论区特别热闹，可以看到一地的表情包。浙一监护室的医生感觉我的参与感特别强烈，好像我是他们"同门师兄弟"中间的一个，好像我全程在场旁观参与了每个艰难的医疗决策。实验室的余博士特意跟我加了微信好友。

这个病例拆解的过程真的很难，ICU医生讨论起这种困难到突破极限的病例来，热情是不要命的。医生的成长就是一拨同门天天泡在一起，见招拆招、互通有无、相互补位、拌嘴抬杠……

这个成长过程充满了勃勃生机，意气风发，没有累的时候。半夜三更会有人在微信群里发新找到的文献资料，还会有人三更半夜地秒赞。

因为目标单一，任务艰巨，这个战斗团队的磨合就特别有意思。我经历过，所以我知道。厉害的外援是感染科、实验室、影像科……独门绝技的顶尖资源可以助你功力大涨。用钱的时候无需顾忌也是很爽的。可是即使那样，严重的疾病状态还是让你感觉到医学的渺小、粗糙、无力、无望……

资深ICU医生身上坚忍不拔的性格是在一个一个困难的病例中磨砺出来，在漫长的僵持状态里淬炼出来，即使是那样，最后的勇气会需要一个心理强大的"老大"来坐镇。方强主任在业界的地位就是那样，心比谁都大，看见他在就觉得没有扛不住的事儿，有他稳定的目光在就觉得自己慌得很没出息。

这些关于逆流而上、顽强拼搏、呛水沉浮、同仇敌忾的情节，只有乐在其中的同行，能够有感而发，医院的宣传部门是无能为力的。

真正的医院偶像剧应该是这样的：没有笔挺的白大褂、光鲜的领带；没有谈情说爱、宫斗腹黑，真实存在的是各自用自己的专业技能，攻守互助，笑傲江湖。

我可能是中国第一例球孢子菌确诊病人

对着血、脓、痰、尿……堆山填海一样的标本，不是主角，单调重复，我们的幕后工作者却都有着严谨到完美主义的实验室性格。

我是一个感染科医生。

上午看了半天的发热待查门诊，下午坐高铁赶到另外一个城市，在学术会议上又上了一堂"发热待查"的课。真是累得我筋疲力尽又口干舌燥。

那个会诊是"斜刺里冒出来的"——讲完课，一帮听课的医生讨论热烈得停不下来，"发热待查"是内科最疑难的症状，常常需要把排除风湿、肿瘤、感染的各种检查做了个遍，也没有结果，每个病例都很有嚼头。快结束的时候当地医院的叶教授坚决地，毫无回旋余地地拖住我说："那个病人在我手里搞了一个星期，这之前已经发热一个星期了。气管镜、穿刺、培养都做了，搞不定啊！胡老师你来都来了，无论如何要帮我看看。"叶教授是当地大学附属医院的感染科医生。

我看看叶教授手机里的 CT 照片，明明就是一个常见的社区获得性肺炎，两个星期之中，看了两家三甲医院，异帕米星、左氧氟沙星、利巴韦林、美罗培南、莫西沙星、头孢曲松、亚胺培南、阿奇霉素、利奈唑胺用了个遍，病情还在进展。我点点头，心想：那就值得连夜赶去好好看看了。

于是我去了叶教授所在的那家大学附属医院。

见到老肖的时候，他正在咳嗽，皱着眉头重重地咳出一口痰，又把冷毛巾敷在额头上。连续两个星期的发热，让他显得很焦虑，脸上的皱纹更显得干枯。但即使是病着，他仍然起身坐好了，整理领口，回答我的问诊，一派知识分子的自尊和彬彬有礼。

"教授，我一向身体很好，上个月在美国黄石国家公园的时候，徒步走 10 公里一点问题都没有……痰不多，咳嗽的时候会胸痛……"老肖表述自己的症状，有条有理，逻辑清晰，果然是高级工程师的"脑回路"。他拉起裤腿给我看腿上的皮疹，那是一些环形的红疹，"这些疹子，也不知道是用了药之后过敏，还是徒步的时候给什么叮咬的，最近半个月，一直没有断过……"

问诊和体检花了半个多小时，我把他家里养宠物、喂鸽子、吃生鱼片、三十年前可能的结核病史，这些犄角旮旯里的线索统统再整理一遍排除一遍。

发热待查的会诊，一向是最耗时耗力。

感染科的值班医生小何和叶教授两个人，一直站在一边听我事无巨细地问。小何忽然插了一句话："胡老师，气管镜是昨天做的，今天下午细菌室的电话，说是活检的组织里有可疑的少量菌丝，不知道有没有临床意义。"

"快，带我去实验室看一下。"我立刻说——这是一个重要线索，而且，发热＋肺炎＋红疹＋去过美国＋真菌可疑，这个线索在我心中的意义已经渐渐清晰了起来。我对老肖说："嗯！我需要到化验室去，再确认一下。"小何露出一个非常惊讶的表情，窗外的天已经乌漆墨黑，接近晚上 10 点，细菌实验室的工作人员早就下班了。"现在吗？"化验室的工作虽然繁重、烦琐、刻板，但极少需要急急跑来马上确定检验结果的。尤其是，老肖的病情并不是紧急危重到随时会出状况的地步。

叶医生出于礼貌，立刻开始打化验室工作人员的电话。"OK，她马上过来。"片刻间就有了回复。"这个姑娘是个博士，很执着，很靠谱。"叶教授夸了一句。化验室的工作人员，是医院里的幕后工作者，很多人有着非常严谨的性格，但是大多数和临床医生并不熟悉，常常被人感觉是实验室里面目模糊的一群白衣人。

郑博士片刻就赶到了，拿过血平板培养来给我看，又熟练地涂了玻片，在显微镜下调整了焦距，让我看："胡教授，白天我就觉得这个涂片很有意思，应该是丝状真菌，您看一下。"她顺手推了推眼镜。很少有人理解实验室工作人员的不易，长时间看显微镜，闭上眼，眼前就会有两个晃眼的亮点。

我看了一下血平板培养的菌落形态，又看了涂片。暗赞一声：性格非常严谨务实的医生，才能发现其中不同寻常的意义。

"我们这里可以做 MALDI-TOF，白天我和病房医生联系的时候，就是希望做一下，需要和临床医生确认。"郑博士抬头看看我，又看看叶教授。在实验室内，医生不和病人产生直接的联系，需要有极其能探究的态度，才能严谨对待每一个外表几乎一模一样的标本。它是刚才拿出来的一整筐血平板中的一个。

MALDI-TOF 可以在一个小时内鉴定菌种。二代测序信息更加准确，但是需要两天时间。我哈哈一笑说："球孢子菌，我可以做个预测。马上做，做了电话告诉我。"郑博士听了我的话，有点激动地用力点头。叶教授奇怪地看看我："胡老师，你说病原体是球孢子菌，真的吗？这么邪门？我 20 年来可从来没有见过一例。"这的确是非常罕见的病原体。

"OK，我马上做 MALDI-TOF，有结果了立刻通知两位。"郑博士像《拯救大兵瑞恩》里的那个狙击手，准确、冷静、靠谱、稳定……

"粗／波萨达斯球孢子菌！"半夜里，叶教授的声音在电话也听得出那种忍不住的惊讶和激动，也不管有没有失礼了。在凌晨时分，他止不住地激动，把我叫醒，还补了一句："你到底是怎么想出来的？"

"呵呵，我对了吧，美国西部的峡谷热，这是当地带回来的病哦！"诊断正确，即使从睡梦里醒来也是高兴的。我有点得意地说："明天就把氟康唑用上去吧，其他可以全停了。"

第二天一早，我就回上海去了。

连续几天，叶教授的微信都告诉我，病人体温已退，腿上的红疹变淡，咳嗽好转。加上我每天被包围在一大堆疑难的"发热待查"中，过不了几天，这事情也就在我的记忆中淡去了。

半个月之后，我又接到叶教授的电话："胡老师，搞不定唉！复查CT没有见好，体温也还有，这个球孢子菌病我从来没有见过，也没经验，要不，病人转到你们那里来吧？我也不知道疗程要多久才行！"

然后老肖的声音从电话里传来："胡医生，我要到你这里来住院，你能看出来这个奇怪的毛病，就一定能看好……"

身为感染科医生，我完全能理解，体温长时间持续不退，用了药继续僵持的病情，对病人和医生的心理，同时是一个考验，向我求助，说明大家有点坚持不住了。"好吧！"我在电话里答应下来，就立刻开始翻阅英文文献。MALDI-TOF的病原学诊断十分精准，用了有效的药物，病情还是没有良好控制，一定有其他的问题没有解决。

这个少见的疾病，或者说中国罕见的疾病，我也没有治疗经验，但是美国西部的社区获得性肺炎有20%是这个球孢子菌感染，不翻阅文献，难道让病人到美国去看不成？！等到老肖一路辗转住进我们病区的时候，下一步的方案已经准备好了——氟康唑加到600毫克/天，再持续加到800毫克/天！

经过我们和临床药师小林的慎重讨论，定下的方案——必须是这样，文献提供的参数是 400 毫克以下无效！"胡老师，800 毫克氟康唑用 3 个月，我是肯定不敢用的。"叶医生在电话里感慨了一句，接着说："病人怎么样了，您一定记得告诉我，我们化验室的郑博士也一直在问我病人的预后。"

"老肖，这个药物需要用 3 个月以上。明白吗？中间肝功能可能会有影响，因为这个剂量实在是不小！比正常人多一倍。"我很郑重地告诉老肖。其实费用也不低，费用、不良反应、预期一定要说在前面，这是我的经验，不然，漫长的治疗像一场持久战，漫长的波折，容易拖垮医患之间的信任。

"我也会查英文文献的嘛！"老肖点点头，露出一副掌握工程方法论，擅用各种数据库的高级工程师派头，"反正我就在这里看了，难不成还到美国去住院？中国如果可以看得好，肯定就是在这里了。"老肖发誓要成为我的"铁粉"的样子，其实还狠狠地将了我一军。

每项化验指标的曲线都曲曲折折，描记着病情的变化，也描记着心情的起落。翻倍计量的药物反应下，药物性肝损害果然来了，肝功能指标很差的那几天，老肖在病床上气呼呼地发脾气："去美国干啥呀？看个喷泉、峡谷，差点没病死！早知道去埃塞俄比亚了！大不了得个埃博拉回来！"

"埃博拉在苏丹……"我故意调侃他一下，转移他的注意力。

"球孢子菌属双相型真菌，在 37℃组织内为酵母型，28℃培养基上则为菌丝型，可断裂产生关节孢子。多数自呼吸道传入，但少数也可从皮肤感染开始，黏膜及全身各脏器均可受累……"老肖气呼呼，又很拽地来一段带着宁波腔的英文，说的一帮来查房的医生都乐了……

我们的临床药师小林，格外关切地每天紧紧盯着老肖的肝功能报告。

半个月后，老肖终于出院了，继续每天口服800毫克氟康唑，继续每个月来我的门诊复查。CT的表现，一次又一次地好转。当然，好转最明显的是病人本人。"多谢，多谢，我查过了，我是中国第一例确诊的球孢子菌病人。"老肖有点嗫嚅地说，复诊完毕，一路感谢，"要不是你们，我就恐怕要去梅奥才能看得好！"老肖把一封很长很长的感谢信送到院长办公室。

"这么长！"我有点不好意思地说。

"再长也比我去美国的路要短。"老肖朝我笑笑，最近他可以恢复工作了，一身轻松的表情，仿佛卸下了重担一般。

是的，老肖的确是国内第一例明确诊断的球孢子菌肺炎病人且接近治愈。欣喜之余我忽然想起了点什么，立即发了个微信："病人诊断明确球孢子菌肺炎，氟康唑800毫克/天有效，目前接近痊愈，谢谢！"

我几乎能感觉得到，对方收到微信时，和我一样自豪而欣喜的微笑。那位检验科的郑博士，她的面孔在我记忆中，渐渐模糊，但是那双显微镜旁清澈的眼睛在告诉我，感染科的未来，会向着更精准方向迈进。

还有每天都默默跟着查房的临床药师小林……

专门挑战疑难疾病的临床医生、严谨敏锐的实验室工作人员、走出药房全面参与临床决策的药师，我们像一个战队，用一样的初心，朝着同一个愿景前进。

科普：球孢子菌病

球孢子菌病是指由粗球孢子菌或波萨达斯孢子菌引起的一类疾病，又称为山谷热、加利福尼亚热、沙漠风湿病或圣华金河谷热，主要分布在美国部分地区，如亚利桑那州、加利福尼亚州、内华达州、新墨西哥州、得克萨斯州、犹他州，以及墨西哥北部的部分地区的土壤中，是上述地区社区获得性肺炎的常见病因。

球孢子菌属双相型真菌，在37℃组织内为酵母型，28℃培养基上则为菌丝型，可断裂产生关节孢子。多数自呼吸道传入，但少数也可从皮肤感染开始，黏膜及全身各脏器均可受累，重症球孢子菌病患者多具有免疫抑制基础。呼吸道症状多无典型性，部分患者可能出现较为明显的喘息表现；原发性皮肤球孢子菌感染多出现于暴露后1～3周，产生疖样结节，沿淋巴管分布；继发性皮肤感染为多发性无痛结节。

2016年美国感染病学会（IDSA）发布的球孢子菌管理指南中提到，对于有症状的球孢子菌肺炎患者，推荐口服氟康唑或伊曲康唑，每日剂量不少于400毫克；确诊球孢子菌感染脑膜炎患者，推荐使用氟康唑每日400～1 200毫克或伊曲康唑每日 400～800 毫克，终生治疗，如不能耐受氟康唑或唑类治疗失败，可考虑选用静脉及鞘内注射两性霉素 B。

读者留言

椰树叶子：厉害厉害，上海威武。

David：美国的地区病，本案好像没有做腰穿。

欧舒丹：有点小激动，从来没有看到对我们实验室工作人员这么友好诚挚的文字，我们都是给忽略不计的、对着流水线的操作工，医院里的底层劳动人民。

栀子花开：@欧舒丹 还有我，临床药师，给叫做"药房的"。还是蛮感动的，尽管在文中临床药师也只是跑了个龙套，龙套也比布景的戏份要强。

新加坡的香蕉皮：诊断其他地区的感染性疾病，是挺难的，那种疟疾、鹦鹉热、埃博拉，古里古怪的毛病在最初的最初看上去和一般感冒也没有什么区别。

最后的短文介绍了一种病原体"球孢子菌"的大致状况，写得通俗易懂，语言中没有特殊的医学专用名词。能够识字就能够大致理解其中的内容。但是，有多少人会有耐心看完这段文字？

在眼下这个互联网时代，阅读的切换成本非常小，小到和电视机换台一样，如果第一时间在最初的二三秒体验内，没有抓住读者的注意力，手机立刻翻阅到下一个吸引眼球的文章上去。非常内秀有深度的文字，或许连亮相的机会都没有得到，这就是科普文章面临的残酷战局。

一篇科普短文开场摆好了架势——"我要教教你球孢子菌的知识"，天然就会让读者在头一秒钟就处于防御状态。学习毕竟消耗能量，让大多数人感觉累，注意力会流向娱乐泛滥的低处。没有天然的读者群，有谁会去专门阅读这样的科普文字呢？——要推广"没有门槛"、自带流量的科普，速食时代的规则是故事为王。

这位厉害的主角胡教授，是我的偶像——上海中山医院感染科胡必杰教授，他在我的故事里经常出现。不过这一次，主角光环周围的那些"龙套"才是重点。

很多病人来到医院，直观的感觉是：那么多穿着白大褂的人，检验、影像、超声、药师、麻醉……都是幕后工作者，不重要，光环在主诊医生身上，挂名医的号，就一定能够解决各式各样的疑难问题——其实不是。

有一阵，因为工作关系，我在实验室待了一段时间，就是那一段时间，让我充分理解了关于检验的"一地鸡毛"，检验的窗口有一句名言："垃圾进来，垃圾出去。"什么意思？就是当你采样的时候，如果马马虎虎，用不合格的痰液标本对付，那即使检验科的水平再高，出来的化验单也是垃圾，不可能找到真实的病原体。在实验室经常对着显微镜，眼前会永远有两个挥之不去的亮点，晚上睡觉时都不会消失……

对着血、脓、痰、尿……堆山填海一样的标本，不是主角，单调重复，我们的幕后工作者却都有着严谨到完美主义的实验室性格。

这是属于感染科战队的协同作战，检验和临床药师，具有重要的支持作用。事实上"那些面目模糊的白衣人"都一样。所有的执着和完美主义，需要胡教授那样的"大医生"汇聚在一起，为疑难危重疾病的诊治，争取奇迹一样的胜利。

医生的年轮

当了这么多年急救医生，我觉得死神一直都游
走在正常生活的人群中，随意地就可能带走一
些人。

我是一个 ICU 医生。

我的徒弟林方，这个月上"院前急救班"去了，每天跟
着 120 救护车送病人，刚好这个月我驻守急诊抢救室当"二
唤"。经常我们师徒俩就在抢救室门口交接病人，就像是传
接棒。

林方完成住院医生规范化培训后，跟着我，上 ICU 的通
宵夜班，上急诊的抢救班，参加重大交通事故急救，经历的硬
仗也算不少。随着年龄一天一天的增长，稚嫩彷徨的医学生表
情渐渐褪去，男子汉的棱角和力量逐渐鲜明起来，眼见着成为
一个操作利落，判断力强悍的急救医生。

往往他送来的病人，初期处理特别突出，液体通路、伤肢
固定和包扎，处处透着细致到位。急诊室的分诊护士小梅一看

外伤病人的骨盆被半幅床单固定得稳定妥帖，立刻不动神色地低声夸赞："工匠精神！"

那天，小峰被送来的时候，心跳已经全停了。林方功力不俗，救护车上就建立气管插管，皮囊辅助通气。救护车转运的途中，一路都在为他做胸外心脏按压。为这样年轻的病人做心肺复苏，是最累最累的，太想救活他了。那是一个年轻生命，洁净的额头，清秀的面容，好像刚打了个盹，睫毛一动就会醒来似的。

胸外心脏按压是医生的基本功，累了膝盖顶住床面，用身体的力量压下去。每分钟 100 次频率的按压下，身上的汗水很快就会从白大褂的后背慢慢沁出来。头发里汗水的涓涓细流慢慢从额头、耳后蜿蜒到脖子里、背上，一直到衣服整个被汗水紧紧贴在身上。

小峰被推进抢救室的时候，是凌晨 4 点。盛夏天空是褪色的丝绒般的墨蓝，除了灯火通明的急诊科，整个城市都还在酣睡中。

救护车司机抹着汗水，站在抢救室的空调下面扇风，"吞吞吞"猛灌矿泉水。此刻并没有接到新的出车任务，老葛也就没有急着开车走。林方顺势就在抢救室里接着心肺复苏。

"罗老师，连续复苏了 20 分钟了。"他叉着腰，喘息着说，一边看病人的瞳孔，"先天性心脏病，6 岁的时候手术过一次，具体家属报不清楚。两周前发热腹泻，之后活动后气急逐渐加重，发现的时候心跳全停。"心脏按压继续在轮替中进行，林方口齿清晰地把病人的状况报给我。

肾上腺素一支支地往里推。病人的反应并不好。缓慢的室性逸搏心律和间断的停搏，始终不能建立有效的循环。还来不及询问心跳骤停发生时的具体情况，初步评估起来应该是恶性心律失常之后的心脏停搏。当了这么多年急救医生，我觉得死神一直都游走在正常生活的人群中，随意地就可能带走一些人。

几米开外，他的家里人在抢救室门外号啕。正在正常生活进程中的亲人们，完全不能接受死神毫无预兆地掠夺。

又是一阵连续的室颤。除完颤，男护小陈接着上去按压。我和蔡医生两个在大汗淋漓中，叉着腰商量了一下。"上ECMO吗？"我有一点犹豫，胸外心脏按压的时间已经超过20分钟了，加上之前心脏停搏的时间，这个病人的脑复苏一定不容乐观。即使心脏按回来，脑子也很难保得住。但是他还这么年轻……或许ECMO可以试试。

"看这手术疤痕。"蔡医生说，细细的白色手术疤痕在胸骨正中纵切而过，是很久之前的心脏手术留下的，已经被年轻的机体平复得不那么显眼了。他指了指病人的胸部，没有回应我的问题，估计他也在想同样的问题。

年资相仿的急诊科医生，熟极而流，很多想法不必交流，自然而然是一样的。蔡医生摘下眼镜，用白大褂的衣角擦擦镜片上的蒸腾的汗息。

"超声！"蔡医生示意护士把床旁超声机推过来。不管上不上 ECMO，先评估一下心脏和血管，都是必需的过程。持续按压的晃动中，超声的心脏探头斜斜往上，看一个长轴切面。"哦！"我和蔡互望了一眼。尽管图像被持续的心脏按压干扰得厉害，但是还是可以直观地看到，他有着一个巨大病态的心脏。这是严重慢性心脏病变的病人，难怪，对肾上腺素的反应这么差。

心电监护上，连续的室性心律后，心脏开始了有节律的跳动。接着有效循环恢复，毕竟还年轻！"喔！"林方、小陈、蔡医生，还有我，几个轮番上阵的医生松一口气，望望墙上的钟，又是整整 20 分钟。没有做过心肺复苏的人，不会懂得 20 分钟有这么长！

齐齐望着监护仪擦汗。蔡医生用超声探头，继续从各个角度把这个病态的心脏看个清楚。和常人相比，这个心脏的形态有着明显的扩大和转位。主动脉瓣区随着心脏的跳动，可以看到显著的彩色血流。他有严重的主动脉瓣病变。这恐怕是他心脏停搏的原因。几个医生眼神都没有交换，彼此已经读懂超声图形的意义。

动作迅速的林方已经喘过气来。"呼"他浑身散发着汗息，一轮心脏按压下来，体力消耗不少。"应该是细菌性心内膜炎！"他咔吧咔吧地转转腰，伸展一下肩膀。

我赞许地望他一眼，的确是高材生，剧烈体力消耗的情况下，仍然诊疗思路清晰，已经把一个细菌性心内膜炎、严重心衰的病史判断得脉络清晰。

"头部冰枕降温！请示一下胡主任？"我干脆地下口头医嘱，同时征询蔡的意见。病人的瞳孔反应很不好，恢复有效循环以后仍然没有对光反射。脑复苏的前途堪忧。长达60分钟的心肺复苏时间，意味着大脑的缺氧损伤，这年轻人不一定醒得过来了。

我仔细做了一遍查体，调整了一下呼吸机参数。胸外科胡主任的电话回复很快就来了——那是个夜猫子，习惯在文献、课题中兜兜转转到半夜。在早晨4点叫醒他，也是难为他了！

"想活下来就必须手术，但是脑复苏状况让不让你手术呢？"心脏外科的专家是老江湖了，说了一句大实话。

"唉！"我叹一口气。的确，主动脉瓣重度反流，没有主动脉瓣置换手术，这样破碎的瓣膜，已经不能够让心脏持续正常地跳动多久了。但是体外循环下的瓣膜置换手术需要很多很多的先决条件，最起码，缺氧性脑病、昏迷的病人是不可能上手术台的。

"如果熬得过24小时，再判断能不能手术，怎么样？"胡主任叹口气很快与我达成一致。精湛的手术技艺，留下了多少生命，只是一个医生最终的目标是要救活病人，而非在心脏上做一个精妙的手术，整体评估必须恪守医生的严谨和规范。

林方叉着腰站在监护仪前，120救护车又接到了出车的通知，老葛在急诊室的平台前发动了120救护车，催促着叫他。听到了胡主任的判断，林方叹一口气，转身三步两步纵身跨进了救护车里。

抢救室前，一番冗长的告知，数度被病人家属激动的情绪打断，后悔，顿足。然后在长长的询问后，开始做未来的打算。

"我应该知道，他说胸口不舒服。我应该知道啊！"顿足捶胸的号啕。"心内膜炎控制了，他是不是会醒，是不是就可以手术了？"破碎的充满憧憬的问题。

"医生，你把这个音乐盒放在他床头，我们不在他旁边，他醒过来看到，就知道我们在。"

见多了这样的情绪反应，心底还会有无能为力的落寞。病人家属要求的香袋、符水、护身符一类的东西，我们都会适当通融地保留，那是一点念想，一点寄托，一点安慰。我按照病人母亲的要求，把一个小小的音乐盒放在病人的床头——拧紧发条之后，可爱的龙猫绽放一个大大的笑容，会在《豆豆龙》的乐曲中旋转。虽然我知道，他不可能醒来，瞳孔仍然散大，没有一点光反应。人的大脑皮质只能耐受 4 分钟的丧失循环，他远远大于 4 分钟……这个 20 岁的大孩子恐怕再也看不见他的龙猫了。

我瘫坐在电脑椅子前开始补医疗记录，顺便理清楚思路。如果，病人在几个小时后有比较好的神经系统反应；如果安全度过脑水肿期，同时感染性心内膜炎在抗菌药物的控制下略微缓解；如果还没有出现低灌注导致的多脏器功能损害……我黯淡地摇摇头，前途未卜的他，越过千山万水也未必等得到手术的机会。

命运很快会告诉你，走向何方。

接下来的几个小时里，在抢救室繁忙的穿插跑动的间隙，我看过他几次。他瞳孔仍然没有反应，肢体软瘫，没有自主呼吸。年轻的他，好像睁眼就会醒来。但是，他已经渐行渐远了。

天色在繁忙中一点一点转亮，夏季的太阳灼热地在地平线上一度一度升高。天色大亮，从急救车上下班的林方回到抢救室来看病人的情况，熟练地查看监护单，查看自主呼吸、查看瞳孔对光反应……理性的判断力在评估复苏的成果，柔软的触觉在期待惊喜。

"快过来。"护士小丽的呼叫，快速的胸外心脏按压，又把我们聚集到了他的病床前。病弱扩张的心脏出现长串的室颤，接着停跳。"上 ECMO 吗？"我和赶过来的蔡医生互望一眼。一刹那的犹豫……还是再努力一下？

2 分钟一个循环，2 分钟一个循环地依次轮替下去。我和蔡医生，我们的穿刺技术在循环完全丧失的情况下建立血管通路其实很熟练，但是病人慢性心脏疾病的基础，缺氧性脑病的继发问题，还有必要再折腾几乎没有胜算的 ECMO 吗？

我和蔡的判断完全一致。林方没有说话，非常迅速地已经把机器、导管、操作包全部用治疗车推到床边，面无表情地等待我的一声令下，他没有看我，全神贯注地看着监护仪的曲线变化。

"救救他！"撕心裂肺的号啕、破碎的哭声在监护仪、呼吸机的报警声中，时断时续地传来。我们在救他，我们都希望救他，即使在医疗的过程中，我算得出来，他没有可能一步一步顺畅地维护下去，仍然在尽每一分的力气，想把他留在人间。

又是半个小时的胸外按压。几个医生都汗如雨下，相互望一眼，点点头——没有必要继续了。我去门外向家属告知这个艰难的结局。

宣布死亡，宣布一个年轻人的死亡，这个过程，任何经验丰富的医生都会感觉艰涩。急救团队中的年长者必须要把这个艰难责任承担下来，去面对痛苦的号啕和不舍，有时候还有质疑和不甘。一如当年年轻的我也曾旁观老主任平静地去面对相似的号啕和不舍。待我告知完回来，还在做胸外按压的林方不想停下来。我一把抓住他的手臂，年轻强壮的手臂，皮肤上全是蒸腾的汗息。

林方停下来，呼一口气，别过头，扯下口罩和手套恶狠狠地扔进黄色垃圾袋里，头也不抬，沉默地扬长而去，汗水浸透了蓝色的工作衣……这是属于一个年轻人的失望和难过。年轻的医生要经历很多很多的死亡才能稳定心神，在任何时候都做出清晰理性的临床决策。我懂得那些在沉默中成长中的苦涩和挣扎，那些代代流传在医生中，不易道出，却必须经历的痛楚。

音乐盒，寂寞地留在床头柜上。拧上发条，久石让的清冽钢琴曲中，龙猫绽放一个大大的笑容，随着音乐独自地旋转着，等待它永远不会醒来的主人。

KAKA：告诉我，为他做了 ECMO 会出现什么结果？

雨过天晴：看后很感动，只有经历过才明白医生的辛苦与用心良苦，我们局外人就只能在医生的文字间感觉了。在忙乱的急诊室里候诊 2 小时，看了这一篇之后，对着抢救室的大门心情复杂。

环球旅行：师傅带徒弟，这样的行业现在不多了，好"手艺人"的感觉，传统又缓慢……偏偏还是面对紧张的生生死死。

多多龙：我也喜欢龙猫，龙猫会撑开大伞保护小峰。他有女朋友吗？可怜的娃，生命还没有开始。

创作谈

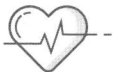

有人把临床带教老师形象地比喻成"教练"，意思是：讲 100 堂课不可能教会游泳，教游泳只能像教练一样在游泳池里，手把手的示

范，矫正动作，逐步实践，从呛水和酸爽中一点一点前进——这和临床带教一模一样，行医中的行为规范、共情、理性的把控、谈话技巧……由高年资的医生言传身教，示范给年轻的医生，成长中受到这样的润物细无声的滋养，对年轻医生来说，是一种福分。

从业之初，即便在专业技能、职业成长上再优秀，平衡感情和理性的分寸，也是一个漫长的过程。从事急救专业的医生，在积极治疗和果断放弃之间，感性和理性始终会交战。

住院医师林方在这场抢救中就存在年轻医生的典型问题，病人经过心脏停搏，经过长时间的院外心脏复苏，脑功能已经出现严重受损的表现，在客观评估上，已经丧失 ECMO 的指征，但是由于在这个病人身上花费了太多的心血，林方迫切希望用高难度的技术手段去维持他的生命，似乎也没有仔细去想，维护住了之后，下一步病情会走向哪里，最终的生存质量会是怎么样。

指征、概率、技术这些客观可见的部分较为容易把握。期待在不可能中出现奇迹，在临床决策中，会出现过于偏重技术的现象。他的带教老师，在向他示范一个成熟的急救科医生，应该如何去做：正确评估 ECMO 的指征，正确评估疾病的预后，让专科医生会诊，评估病情的可逆程度，评估手术的可能性（心胸外科主任判断这个病人已经不可能再手术），然后给家属表达期望的机会，直面死亡，承担心理压力巨大的谈话……

"检验一流智力的标准，就是看你能不能在头脑中同时存在两种相反的想法，而且还能维持正常行事的能力。"

技术的学习与天赋、努力有关，很多医生在很年轻就可以达到相当的高度，但是心理的成长是一件绵延整个职业生涯的修炼。一个成熟的医生需要经历一轮一轮的考验，就像树木的年轮，在记录成长。而人到中年的医生，比如我，把自己的体验，用言传身教带给下一代，也是职业使命的一部分。

她怎么啥事没有

对常规不能解释的医学现象保持警觉，并知道
如何调动资源、寻求帮助也是成熟医生的一项
能力。往大了说：这是现代医学的科学精神
展现。

"兄弟，你帮我来做个术前评估。嗯，呼吸科已经有人来
会诊过了，但是我觉得没有说服我，你再来帮我评估一下。"
消化科的沈医生是我同届的同学，工作超过 15 年的医生现在
都是各个专科的主力军了，常规会诊，主管医生不会指定谁来
看，除非他觉得病情让他一头雾水，其他人会诊也没有解决问
题，才会打到"弟兄牌"。

"OK，说一下状况。"我一口答应他，我深知这兄弟内
科功力不弱，他觉得纠结的状况，也不会太简单。"77 岁的老
太太，胆道结石，需要做 ERCP 手术，但是有明显的低氧血
症，从其他医院转诊过来。你帮我评估这个低氧血症能不能做
ERCP 手术"。

"血氧水平会随着年龄下降，你都还给生理老师啦？！"我笑话他。看血气分析报告，可是内科医生的基本功夫。

"问题是，我觉得这病人很奇怪，就是奇怪，所以叫你来看，来给我好好看看。"高年资的医生蛮起来，也是很蛮，我在电话那头笑。"感觉奇怪"是一个高年资医生很特别的直觉，那是不能随意放过的。于是我去消化科会诊他的"奇怪"病人。

邱阿姨坐在床前和女儿聊天，如果不说，我根本看不出她就是那个"低氧血症"的病人。

"我没有什么不好，心脏没有病，没有气管炎，还可以爬楼。"她连续而清楚地回答我。的确不像一个呼吸功能有大问题的病人。但是氧饱和度夹子夹在她手上的时候，显示的数字是90！一个缺氧到接近危险的数字。

我心里嘀咕了一下，把夹子夹到自己手上试了试，这种氧饱和度夹子有时候会出点小状况。99！我的氧饱和度很好，明显，今天是错怪了这个夹子，它没有出状况。机器的检测结果是可信的。没有气管炎；没有心脏病；没有呼吸困难；没有端坐呼吸；没有紫绀；没有水肿；没有心脏杂音、没有肝脏肿大、没有不舒服。我问了一遍病史，查了一遍体检，好像什么问题也没有。难怪沈医生要奇怪了。低氧的确是有，氧饱和度夹子显示的数值一直没有超过90%。

看我又调整了一下夹子的位置，沈医生摊摊手："是不是很奇怪？"我点点头，承认他"奇怪"得有道理。呼吸衰竭低氧血症的五大原因分别是：吸入气氧浓度不足、通气障碍、弥散障碍、通气血流比失调和动静脉系统间分流。现在，前面 3 种已经被病史、查体排除得差不多了。

"拿储氧面罩来。"我对床边的护士说。单纯的通气血流比例失调可以被吸入纯氧纠正，而分流不行。我加大了氧流量，同时使用了储氧面罩，使得吸入氧浓度接近 100%。

"我很好，医生你们在试验什么？"邱阿姨戴上面罩，一脸迷惑。氧饱和度夹子的数值往上蹿升了一点，但却没有完全达到预想中的 100%，是而停在 95% 左右徘徊。"分流？"我看看沈医生。他马上送了他那个精致强悍的进口听诊器到我眼前。"心脏没有杂音，我已经听过了，超声也做过了，心腔内并没有缺口。"我没有接他的听诊器，刚才已经听得够清楚，的确是没有心脏杂音，况且，超声检查的结果也明明白白。

举起病人的术前 X 线平片，对着床外的光线细看，我发现一个阴影，左侧心影遮挡的后方脊柱旁出现一个不起眼的黑色阴影！"OK，可以了。"我对邱阿姨笑一笑，转身离开病房。

"可以了？"沈医生莫名其妙地跟出病房。会诊戛然而止，结束得太快太突然，他看着我问："就这样？""做一个肺血管的增强 CT，下午就知道结果了。"我故意不告诉他结果，顿了一顿，说："没事，她可以做 ERCP，你只管放心做。"

"如你所料，确实是肺部的动静脉分流。"下午，沈医生的电话来了，悻悻的语气。CT 上，在患者左下肺脊柱旁，清楚地看到一大团被造影剂强化显影的组织，仔细分辨脉络，可以看到是左下肺动脉分支与其中一支回到心房肺静脉的接连通了。"这样的低氧，可以手术对吧？"沈医生同我核实一遍。"慢性的低氧，不妨碍手术，你只管放心做。"我把上午的话再重复一遍。"手术后需要转给你做治疗吗？"他继续啰嗦。

"不用的。"我简单利落地挂了电话，把 UpToDate 上关于肺动静脉畸形的专题内容转给他，请他自己去了解。他会看的，我们医院的医生已经习惯了这种学习方式。邱阿姨已经77 岁，耐受慢性低氧状态，这是她生活的一部分，也没有不良后果，一般不需要选择手术治疗，但需要告诉她定期复查CT 以及有症状及时就诊。自此，"很奇怪"的邱阿姨的诊断告一段落。我把她非常典型的 CT 图片存在手机里，准备在带教的时候给住院医师们讲述这个故事，我可能是有点职业病了，这是一个很有意思的教学案例。在临床思维培训中，当遇见少见疾病、临床信息有不足、后续治疗效果不能证实初诊的判断，或者医生经验不足的条件下，一般倾向于采用"逻辑分析与假设推理"的方法来诊断。

回溯到疾病的病理生理学机制进行思考就是其中一种。作为临床教师，通过让住院医师对案例信息进行分解，还原诊断与鉴别诊断思路的过程，有助于他们学习与养成规范的临床思维。

我最后弄清了患者诊断，这中间的经验可以传递给住院医生。也得感谢我的那位"兄弟"沈医生，值得表扬的是他保持"很奇怪"的直觉与非要搞清楚不可的执着劲。

对常规不能解释的医学现象保持警觉，并知道如何调动资源、寻求帮助也是成熟医生的一项能力。往大了说：这是现代医学的科学精神展现。

读者留言

么么么蛾子：看书是挺烦人的，理论书适合催眠，但是案例就不是。

三体宇宙：我又不是学医的，工科生居然把医学教案看完了，我是不是有毛病。

UC-Top："兄弟连"，要调动同袍情谊和默契才能搞得定奇怪的麻烦。我们也这样。

创作谈

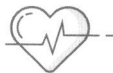

这个病例的主角是那个会诊的呼吸科医生，是浙江大学医学院附属邵逸夫医院的王筝扬老师。看完这个故事，很多有带教经验的医生已经可以非常顺溜地设计教案了。缺氧的鉴别诊断；肺部动静脉分流的知识强化包括影像特征，都是很好的切入点。

这不是常见病，对年轻医生的吸引力来自于用正在学习的理论方法解决诊断上的悬念，认识一个少见疾病的病理生理表现，建立起和故事中

222

带教老师一样的临床经验。这个故事与之前有区别的是，它更像一个特殊的教案，而不是常规意义上的"故事"，用它来写一个 PBL 教案，可以作为主干，讲授很多知识点。

对话建立在两个高年资医生之间，医学信息的展现就像一个完形填空，在诊断行为上详细地展开，唯恐读者分辨不清病人的主诉、查体、辅助检查。而在诊断思路上，做出适度的隐含，这部分就是让读者用自己的逻辑去延伸的。顺利在结论部分得出正确诊断，并在推理过程中完成自我学习，这是第一层次的教学案例。

王筝扬老师非常知道在学生的视角下，缺氧这个问题经常是怎样一种认知过程：由简单到复杂，由病史查体可以排除的简单问题，深入到需要诊断试验来证实或者证伪的少见疾病。

全文的最后一个段落，和常规的教学案例不一样，这是叙事医学的优势项，就是在具体情境中说明医学的职业精神。好奇、直觉、感觉、纠结……可以用很多形容词来描写消化科沈医生的揪着不放。这种探究精神经常会帮临床医生纠正很多做错的决策，也经常会在时间轴中让医生豁然开朗。身为一个带教老师，也需要通过让其他带教老师明白这一点，这是第二个层次的教学。

所以说："这是现代医学的科学精神展现。"教学不应停留在"术"的层面，而应在医"道"上有更深层次的领悟。在两位高年资医生的心有灵犀和相互切磋上，产生医道上的"共振"，促进教学相长。

最崎岖的路

他说得没错，那颗停过 20 分钟的心脏，无论
选择哪一条路，都要承受未知的风险。

汗流浃背，肌肉拉伸到极致，面孔紧紧贴着岩壁，把所有
的力量都落在三肢上，腾出右手去够高处突出的小块岩石，握
住，用尽力气试图去向更高处……我是个攀岩的菜鸟级选
手，每次又攀高了十几厘米就很高兴。仰望旁边的高手如猿猴
般敏捷地登到高处，无限羡慕地再坚持片刻，终于力竭，沿着
绳索缓缓垂下。

一转眼，我来这个山城的县医院已经一年多。偶尔，上班
不算忙的时候，下了班会来这个健身会所攀一会儿岩。每条肌
肉，每个细胞都感觉一下那种尽力到极致的畅快。这个感
觉，很像多年前刚刚学急诊 PCI* 操作的时候，集中全副心神
做到极致，做完对着图像看一会儿，造影剂畅通无阻地画出前

---

* PCI，percutaneous coronary intervention，经皮冠状动脉介入治疗。

降支的完美图像，瞬间升起一股自豪感。心知"菜鸟级"的极致比起真正的高手来，还差了好大一截。下次继续集中全部心神，更完美一些。

许多年过去了，人到中年，身为一个资深的心内科医生，我的 PCI 技术已经练到娴熟精准。最近的一年中，支援医联体的医院，忙于县医院胸痛中心筹建种种繁杂的行政事务，导管做的并不多，意犹未尽，偶尔在攀岩中感觉一下挑战极致的快感。

运动过后，会有整晚酣畅的睡眠，这也是汗流浃背的攀爬带来的礼物。

这天夜晚，我从铃声大作中醒来，脑子一片怔忡。"黄教授，急诊室，66 岁男性，刚心肺复苏回来，广泛前壁心梗。"清晰急促的声音带着粗重的呼吸声，在电话的那头背景中可以听到监护仪滴滴的声音，把我从平静的黑甜乡里瞬间拽出来。

急诊工作特有的凌厉和默契，下半句话都没有说，就已经挂断了。我知道没有说完的半句话是："你快来，需要做急诊 PCI！"

我看了一下窗外，再看一下手机，天空碧蓝澄澈，仲夏的朝阳通红地在地平线上，缓慢一度一度地升高。现在是早晨 5 点 40 分。片刻，我跳起来，几分钟内就冲出宿舍。

急诊抢救室里，监护仪和呼吸机的低级别报警声嘈杂成一片。急诊科的夜班谢医生叉着腰，汗流浃背地在看心电监护。

没有做过长时间胸外按压的人不会懂得那是多大的体力消

耗，连续两分钟的胸外心脏按压，就和跑 400 米没有区别。很多时候，会有持续半个多小时的胸外按压。理论上每两分钟换人轮替一次，但没有人可以轮替的时候，又考验力气又考验耐力，是个苦不堪言的重体力活。谢医生的头发全湿了，刺猬一样根根立起，浑身散发着浓重的汗息。

"笃笃"，他用手指敲敲监护仪的屏幕，向我示意。模拟导联心电波形是典型的"红旗飘飘"状，ST 段明显抬高——这是急性心肌梗死的典型图形。"按了 20 分钟。"他有一个不太明显的表情给我，意思是：我的努力见分晓了，现在该你们了。

我拿起搁在办公桌上的 18 导联心电图图纸，一边看一边套工作衣。所有的胸前导联，还有 Ⅱ、Ⅲ、AVF 导联都是典型的 ST 段抬高，心肌梗死的范围极大。

"哎哎！"谢医生动静很大地突然又开始胸外按压，"除颤仪"，他大声指令。病人心电活动极不稳定，一阵室速的正弦波波涛汹涌地划过屏幕。护士麻利地涂导电糊、充电，刚把电极放到胸前位置，还没有放电，心跳又恢复窦性了。

谢医生停止按压，看着心电监护仪，拍拍胸口。片刻，又是短暂的一阵正弦波让人心惊肉跳地划过屏幕。病人的心跳刚刚恢复，不稳定的心电活动，就像地震之后的次生灾害，随时可能在致命性的打击上再来一下重击。

我略略环顾一下病人的状态，急诊室的效率可谓极高，在这个清晨的时刻，普通人睡意尚没有退去，几十分钟时间里，急诊医生一边心肺复苏一边已经建立好了气管插管、深静脉导管、导尿管、做了全套检查，呼叫了专科会诊。

心内科的傅医生来得比我早一刻，急诊 PCI 的流程已经启动，刚通知完导管室各就各位，看到我盯着心电监护的屏幕，他有点迟疑地说："有点悬……"他把心电图的图纸搁在电脑前，有点踌躇地看着我的表情。两个心内科医生在无声地交流了一下各自的预判。

我们彼此内心都明白，岂止是有点悬，不稳定的心电活动很有可能在转运过程中要了病人的性命；但是对于急性心肌梗死来说，时间是挽回心肌活力的最重要因素，晚一刻开通冠脉，心肌细胞就会多一份丧失活性。片刻之间，做与不做的平衡、风险和获益的判断已经在我心头环绕纠结了数个回合。

"家属在吗？"我问谢医生，仿佛顾左右而言他。

"有一个侄女送病人过来，说是子女都不在身边。"略微含糊的回答，是因为风驰电掣般开始心肺复苏抢救一直持续到刚才，谢医生也没有太多时间来仔细询问病史。言语带着喘息，这一通心肺复苏累得他不轻。

"我做不了主，他的子女都在北京……"抢救室外的中年女子惶恐地对着我，惊恐无助地立刻拨打北京的电话。她穿着睡衣拖鞋，六神无主地坐在抢救室外的长椅上。

"先不要问，听我说，您父亲急性心肌梗死，刚才出现心跳停止，20 分钟抢救之后，现在心跳刚恢复，我们希望采取一些治疗手段，来开通他的堵塞血管……"我口齿简短，但是模棱两可地说了治疗选择，风险和获益评估仍然沉重地压在我的心头。

"医生，我知道你说的意思，请你选择最好的方案来治疗，费用和风险我都能够承受。"一个中年女声果决地回答我，那种坚决和简洁，可以约莫估量出，那是一个职场上干练的精英。手握着电话，瞬间可以直面各种商场上的变化，英姿飒爽中带着一点麻辣的赌性。

"我们会给他静脉溶栓，安全起见，短暂观察之后，确定有没有机会送导管室做急诊 PCI 手术。"我瞬间决定了治疗方案，很清晰地征求她的意见。

二十年的心内科历练，我不见得不知道，家属在危难时刻表达出来的迅速而坚决的信任有很大的不确定性，就像岩壁上，你决定承受全身重量的那个关键的小岩石，也可能瞬间松脱，让你坠入深渊。

"如果所有治疗都不能让血管通畅的话，病人会死亡。"我不由自主加重了语气。她不在场，无论如何都体会不到死亡就在眼前盘旋的压迫感。

"我同意。我不是学医的，但是医生，请你马上全力去做，不要有顾忌。我立刻订机票回来补上所有签字。"她坚决地说。

身为一个从大学附属医院派到医联体县级医院来的副院长，我的主要职责是为这个县建立快速高效的胸痛中心，眼下任何一个疑难危重病历都非常关键，影响到胸痛中心所有医生的信心，也影响到胸痛中心的口碑。但此刻，我带了一丝赌性地想：我赌人性是善良的。为了攀向目标，我必须牢牢握住此刻，去向未知……

"准备阿替普酶……"我向急诊科、心内科几个医生环视一眼，发出明确的指令，我的决策是：先静脉溶栓，溶通一点也是好的，等待片刻，稳定循环之后送往导管室做急诊 PCI。

没有异议，急诊科医生忙着复查血气分析，检查瞳孔对光反应……顺便拿起超声探头看一下那颗刚刚按回来的心脏。短轴切面上，前壁心肌的收缩无力。转瞬还有短阵的室性心动过速，心脏整个不协调地抽动几下。

心内科傅医生拿着流程单问我："D2B*时间会延长……"规范的流程上，今天做得再好，也不会有一个好看的数字成为D2B 的成绩。

"没事，我们要的是治疗结果，不是一个数字。"我简单地回答，这也是我努力在说服自己的。清晨的阳光明亮地投射在急诊室的墙上，每一家医院的急诊室都有约略相似的感觉。窗外丘陵绵延起伏的弧度在提醒我，这里是边远的一个县级医院，没有ECMO，没有IABP**时刻待命，能够获得的支援非常有限，如临深渊，需要做出和以往不一样的判断和决策。

时间过去了 3 个小时，我看看墙上的钟，病人的血压在慢

---

* D2B，door to balloon time，入院至球囊扩张时间。

** IABP，intra-aortic balloon pump，主动脉球囊反搏。

慢稳定，但是……我摘下眼镜来看心电图纸上细小的格子，目测一下，ST 段下移了不到 50%，傅医生接过我手中的心电图纸眯起眼睛看。

"做吗？"他问我。近期他的操作水平已经提高了不少，但是对危重病例的判断还要依赖我的决策。

"送导管室。"我简洁地说。血管没有达到理想的畅通的状态，需要在冠状动脉内放入支架来疏通狭窄堵塞的部分。

病人的侄女惶惑地一边打电话，一边在知情同意书上签字。急诊室的谢医生在抢救室里等了 3 个小时，到现在都没有下夜班休息，他推着除颤仪跟到导管室，准备随时开始抢救。

造影剂注入的一刻，助手傅医生"喔"了一声。病人的前降支近端有一个显著的堵塞，但细如一线的造影剂还是紧张万状地通过了那个狭窄，为远处的心肌提供了宝贵的血液供应。——这是 3 个小时前注入的阿替普酶的功劳。溶栓药融开了血栓的极小一部分，让宝贵的一线血流通过，为急诊 PCI 手术创造了条件。

支架顺着导丝置入前降支，通过狭窄的位置，撑开。一个小小的金属装置，就能救人一命！非常顺利，没有再发生心律失常，造影剂顺畅地通过，画出完整的前降支图形。25 分钟，完成所有操作。

"OK！"导管室外的急诊科医生看着屏幕，大力鼓掌。厚重喜悦的砰砰声，就像球迷在庆祝一个精彩绝伦的进球。

"没有溶通的话，岂不是耽搁了时间？今天的 D2B 时间是三个半小时。"导管室内，傅医生动作迅速地撤除鞘管，压迫桡动脉，一颗七上八下的心终于放下，他忍不住问我。

他说得没错，那颗停过 20 分钟的心脏，无论选择哪一条路，都要承受未知的风险。处理这样的危重病人，没有现成的成熟方案能保证成功。我向屏幕上前降支图像注视片刻，享受片刻赌赢后，或者说成功攀上岩顶后，多巴胺带来的兴奋和满足，没有回答。复杂决策的把握，需要点"灵窍"。

呼吸机单调而有节奏的送气声，为病人支撑着此刻脆弱的生命。但是 2 天后，我再到 ICU 病房的时候，他已经恢复了活力。

气管插管拔除后，他的声音苍老带着嘶哑，粗糙的手已经很有力，一把握住我的手。"我是死过一次了，对吧？"老叶是个风趣的人。

"护士妹妹们说，我很运气，有个特别厉害的女儿。"他乜一眼旁边穿着隔离衣来探视的女儿……那位女士在监护室门外已经再三地谢过我。这位女士是位出色的基金经理，果然是处理危机的高手。

"而且，很运气，我遇到了最厉害的黄医生。"我双手回握住他的手，温暖的触觉真好，血脉丰盈的肌理，有力的脉搏，血管里流动的是逐渐恢复强壮的生命力。

汗流浃背，紧紧贴着岩壁，那个晚上，又是在那个转弯处，攀到接近岩顶只有一米左右的时候，手握处一个打滑，整个人顺着绳索坠下，又一次登不了顶。在半空缓缓垂下的时候，甩一甩酸痛的手臂，看着方才努力攀援上行的一步一步，我庆幸地想：还好这只是一个游戏。

在真实世界里，我灵敏得多了，这一年多来，深刻地理解了：不同级别的医院，需要按照实际情况，做出不同的选择，那些未知的、崎岖的、险峻的路上，没有"最正确"，只有"最适合"的治疗方案。

还有，我望望窗外，远山温柔连绵的曲线，明天是例行的胸痛中心讨论会，我得向急诊科、ICU、心内科的弟兄们详细解说这个病例。为这个山城建立一个可靠、成熟的胸痛中心，这是我中年生命中最重要的使命之一。

读者留言

博雅：特别感动，我打算考个医学的在职研究生，处理了这么多年的投诉，希望可以为医患关系做点有益的事情。

乌鸦嘴的老许：假如抢救失败……不敢想象导管室内部人员……现在医患关系个样子，抢救过来了是院内新闻，抢救不过来可能会成为全国新闻，你的命被家属攥在手里。

洛丽塔的高跟鞋：黄医生的颜值一定也很好，经常锻炼攀岩，身材估计也很棒，颜值控表示向往中。

果果：有一次有点不舒服，在急诊室，我跟着地上一根莫名其妙的地标跑了一圈，那根地标叫"胸痛中心"，后来才搞懂，这是处理心肌梗死病人的，不是叫我跟着地标去找医生的。傻得我一头汗……

创作谈

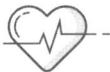

看到全文的最后，是不是会油然升起一种职业的自豪感，与此同时人到中年的医生，会情不自禁地自问，我的中年生命的使命是什么？这篇文章本身也有意念先行的特征，并非先有故事，而是我身为一个急救专业的医生，非常想说出胸痛中心建立的意义和艰难，所以在等待一个很好的切入点。

对于医生的"服役"，公众很少会了解，派往基层医院去做什么，有什么具体的任务。现在公路铁路的网络这么发达，互联网上的会诊也越发容易，把三甲医院的医生派往基层服务，是否只是培养干部的一种锻炼过程。

其实医疗很复杂，有些可以通过日渐通畅的交通网络、互联网传输来解决；有些不行，必须就地完成。即使直升机转运日渐完善的江浙沪地区，必须就地解决，限时完成的医疗操作还是有很多。创伤中心、胸痛中心、卒中中心、中毒急救中心、危重妇幼抢救中心，这些架构在急救体系下的"中心"就是必须架设到当地去辐射周围的技术架构。每年都有医生被派往基层医院"服役"。

从技术方面来看，顶级三甲医院的配备可以让一个疾病有更充分被解决的机会，但是处理心肌梗死这样的高危疾病有时限性，必须在第一时间做出最初的解决方案，不然时间窗一过，再高明也没有补救的机会。"时间就是心肌"这种概念在心内科医生的内心已经根深蒂固，为了缩短起病到冠脉开通的时间，在硬件条件可以达到的县级医院，必须普及 PCI 技术才能尽可能挽救当地的心梗病人。

为了这个目标，多年来，每年都有很多心内科医生在系统性地带教，普及这个技术，这需要他们离开自己成长的城市、顶级配备的医院，离开家庭，到基层医院去工作 2～3 年之久。这项工程本身，是医生这个职业为了推进健康而"服役"的社会责任。

黄医生的这个故事，是建立胸痛中心的一个典型代表，是指南置于具体情境中，找寻最合适的出路的一个体现，所以当时看到这个案例的时候，就觉得非常切合这个主题的宣传和推广。平台很重要，在大学附属医院成长的医生，技术成熟过关，临床判断力在职业生涯中迅速攀升而成为成熟的学科带头人。责任感更重要，为了普及胸痛中心，他在技术条件有限的环境下，换一种思路，换一种决策方式，在资源不足的前提下解决问题。与此同时，让基层医院的医生有参与、有协作、有成长。

这是医生的职业成长放下"小我"，在"大我"的层面上，承担医疗的社会责任，促进预防疾病，救治的关口前移，健全急救体系。

公众不一定知道，不一定明白其中的道理，就像没有人了解那些在荒漠上种草、植树造林的军人，一直到等到牧草扎根、绿树成林，才会有获益的人们从感官上发现：啊！原来他们已经坚持了那么久！医疗急救体系的完善，也要等很多年。这种艰苦而系统的工程，是医疗公益性的真正体现。善哉！

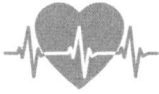

PART IV

保大人还是保孩子

医疗没有"最完美"的决策，久历沙场的 ICU
医生都知道，等待时间变得无边无涯那样
漫长。

　　我是一个 ICU 医生。

　　美琳被收进 ICU 的时候已经气管插管了，脸上用十字胶
带牢牢固定，插完管子的病人看上去样子都差不多。她的丈夫
紧紧攥着她的手，直到平车推进监护室的电动门。他呆立在那
里，无处释放的中年男人的情绪靠紧握着拳头来收敛，那是比
号啕痛哭更让人压抑的一言不发。

　　对美琳这类重症肺炎的病人，我们会常规给她输注镇静
镇痛的药物，让她陷入持久的沉睡状态，用以减少治疗带
来的痛苦。平时家属走进 ICU，探视插满维生管道的病人，
会觉得非常残酷，非常痛苦，实际上这倒未必是病人本身的
感受。

　　人的意识很奇妙，在同样剂量的药物维持下，病人有时候

会沉睡得一动不动，有时候会朦朦胧胧感知周围的状态。而在痊愈之后，经过一段时间的朦胧懵懂，大脑中关于这段疾病的记忆常常会完全抹去。

美琳很特别，只要镇静剂收束不住她的意识，她的眼睛，她的手，她所有的注意力都集中到自己的腹部。尽管手腕上有约束带，防止她突然躁动，她的手还是会用尽所有的力气够向自己的腹部。因为她是一个怀孕快7个月（27周）的孕妇。

她在气管插管前的最后一刻，抓住医生的手，急遽起伏的胸廓，呼吸困难得已经说不出连贯的话。但是坚定的意愿再明确不过地在要求："保住这个孩子。"这是一个来之不易的试管婴儿，而美琳是一个53岁的高龄孕妇。任何时候，当她残余的一点点意识，脱离了镇静剂的控制，她就想用手，用眼睛来确认，孩子还活在她的腹中。

即使是一个久经沙场、见惯生死的ICU医生，看见这样本能的情感，还是感到恻然。但是病情让我们面临的艰难决策，却让人堵心。

我的电脑前，有一页圆珠笔草草写就的"大纲"。为了在乱局中找到可以走通的机会，我把所有的困难罗列出来，一边写，一边查看电脑系统中的检查结果。

1. 美琳的病毒性肺炎并发细菌感染，已经达到"白肺"的程度，呼吸机需要用很高的条件来维持她最基本的氧合。（PC模式，PC 20cmH$_2$O，PEEP 12cmH$_2$O，FIO$_2$ 60%，氧饱

和度为 92% 左右）

2. 胎儿只有 27 周，早于 7 个月出生的孩子无法存活。（超声估测胎儿体重 1 241g）

3. 不管用何种方式生产，美琳的氧合状态现在都顶不住分娩或者手术这个过程。

4. 分娩后大量的体液回吸收到血管，肺泡水肿会进一步加重，产妇的氧合会更差。

5. 美琳在多日的治疗中，已经出现下肢深静脉血栓。

6. 一个随时要准备生产的孕妇，很难很难决策 ECMO 的使用，一旦全身抗凝，治疗会更加复杂。

7. 高龄待产的美琳还有肝内胆汁淤积症。

这治疗的纠结程度，脑子会乱码。列清楚需要面对的问题之后，更加直白的判断是：即使不计代价地抢救、即使立刻使用 ECMO、即使不考虑眼下才 27 周的这个孩子，美琳可以活下来的机会也不超过 50%。

我抛开手里的圆珠笔，用力搓一搓太阳穴。

"放弃孩子，全力保大人。"美琳转入 ICU 的时候，家属和产科已经达成大致的共识，如果放弃这个不到 7 个月的孩子，可能保全美琳的生命，美琳的丈夫和亲人们毫不犹豫地选择保大人，不管美琳自己表达出多么执意的坚持。

"先决策用不用 ECMO，再决策是不是马上就剖宫产的问题。"方主任的临床思维最最快刀斩乱麻。直接把两个最纠结的问题摆到了前面。

"呼吸机的条件还略有回旋的余地，ECMO 没有必要立刻上，考虑到待产孕妇全身抗凝的风险，我的意见是尽量避免上ECMO。"我瞥一眼方主任，坦然地回答。

最近的网络热文里频频提到 ECMO，这个治疗在我们浙一监护室早已不是技术的难题，如果启动，可以在几十分钟内置管和运行。《流感下的北京中年》《广州，一场流感花掉几十万》，让民众对这个治疗的认识大为提高。刀无两面光，一个医生如果不懂得技术操作的风险和获益评估，再有用的武器握在手里，成功率也不会高。

"同意，让呼吸治疗师再调整一下支持的方案，暂时不考虑 ECMO。"纠结的一个关键问题瞬间就给方主任斩钉截铁地越过去了。ECMO 的机器现在就在库房里，随时待命。

"保小孩子，就是要再维持至少 2 周，超过 28 周的早产儿可能活得下来。"我回答方主任的另外一个问题。我知道他的目光虽然是对着参与医疗讨论的各个科室的医生，问题却是抛给必须做出医疗决策的 ICU 高年资医生的。其实这种选择，未必会比眼下去做一次剖宫产手术更麻烦，只是产科医生惊讶的表情在那里等着我呢！再保 2 周？！可能吗？

"眼下剖宫产，孩子不能存活，母体需要经受一次手术打击，手术后氧合不一定能维持得住，而且刚刚手术结束，不能全身抗凝，不能 ECMO。这是母子双亡的可能！"我把另一个可能性也说出来。看到我们监护室大大小小医生团队的表情，我就知道，这个算式之后，大家会把票投在哪一边。

ICU 医生的关键性决策，最显示逻辑能力的强悍。

"关键是，现在病人耐受不了剖宫产。"方主任说到重点上去，"那就维持到耐受得了的时候，再去手术，到那时候，小孩也可能保下来。"2 周后美琳的治疗如果顺利的话，她的肺部可能出现好转，肺泡的渗出开始吸收，呼吸机条件下降，到时候孩子的肺泡也开始成熟，母子双双存活的可能性似乎也有。那是一种美好的假设。

但是，2 周，这是我最大的迟疑。"白肺"的孕妇，带着她的宝宝，在呼吸机接近顶峰的维持状态下双双保住 2 周，这中间有多少千难万险？任何决策都要考虑紧密相连的两个生命，不能顾此失彼，真是让每个医生都觉得倒吸一口冷气的困局！

医疗讨论的决策结果是：不上 ECMO，继续调整呼吸机，把保胎继续下去。

看着美琳的丈夫在疑惑、纠结、焦虑中备受折磨的脸，作为医生我却不能用坚定的语气再给他一点儿信心。多种可能性中间，我的信心又有多少呢？

"不是保大人还是保小孩，而是维持一段时间，既可以让产程略微安全一些，也可能保得住孩子。"备受折磨的病情告知谈话，既折磨医生也折磨家属。只有双方在信任中达成共识，高风险高花费的治疗才能在惊险万状中，安然进行。整个家庭的亲戚、朋友、同事，都万分关切。我很理解，窃窃私语和各抒己见会汇聚成一个舆论的能量团，不见得人人可以理解这其中的技术含量和苦心。

等美琳的肺部感染在机械通气的维护下翻过高峰;

等不到 7 个月的宝宝再成熟哪怕一周,肺泡发育再成熟一点点;

等美琳的氧合状态可以耐受生产的过程。

医疗没有"最完美"的决策,久历沙场的 ICU 医生都知道,等待时间变得无边无涯那样漫长。肺部感染的状态,每天需要在 WBC[*]、CRP[**]、PCT[***]、血培养、痰培养中判断和决策。边缘状态的氧合,每一刻都需要想想 ECMO 对她是不是必要,是不是马上就需要。

胎心的变化,时刻都要仔细关注,母亲的缺氧会关联到孩子的氧输送,脆弱的胎儿能不能经受住这场劫难,谁也不知道。但是一旦胎死腹中,母亲立刻也要经历劫难。下肢的血栓,是另外一个幽灵般的存在,这样的孕妇能不能抗凝是一个无解的难题。等来的,是好转的结局或者是一天天恶化的结果,谁也不知道。也可能,一帆风顺的过程中,突然肺栓塞、大出血来个风云突变。

重症监护室全天候的人肉盯防,提心吊胆。祈祷多一点点运气。产科、麻醉科、血管外科所有人都处于待命状态,等待

---

* WBC,白细胞计数。
** CRP,C- 反应蛋白。
*** PCT,降钙素原。

ICU 医生的判断。"On Call"是每个医生生命的状态。心理永久保持一个"待命起跑"的姿态，等待任何时候都会来临的发令枪响。任何小小的问题，都可以打破这个暂时的静态，在任何时间突然进入一场"生死劫"。

时间在一天一天往后挪，抗感染、抗休克、抗凝、营养支持，调整呼吸机慢慢往前捱，经历繁复和高难度的"等待"。当技术走到了极致，当人力心力达到了医生可以付出的极致，我觉得自己所能做的，是祈祷一点运气。

"无苦集灭道，无智亦无得……"有时候，我会在语意晦涩的汉语中寻找一点稳定，然后到监护室门口，用最坚定的语气和表情，给心绪七上八下、窃窃私语的家属们一点信心。

有时候，我会注视着美琳隆起的腹部，注视着她永远意图摸向腹部的手。平静地调整呼吸机，监测呼吸力学指标；在没有情节，只有骨与肉的片子上，分析各种可能性。ICU 的病床上，有生命中最无解的问题。

每天，方主任查房后的总结是：Hold 住！

气管插管的第 8 天，肺部感染刚刚出现一点控制和好转的趋势，两条生命刚刚踩进一条勉强及格的红线。胎心加快，不管有没有准备好，不管结局是什么，美琳需要马上接受剖宫产手术！

发令枪在那一刻响了！紧急召集的短暂医疗讨论后，立刻进入战斗状态。

由 ICU 医生全程陪同的剖宫产，16：40 娩出宝宝，Apgar

评分 7-8-8 分 / 1-5-10 分钟。羸弱的新生宝宝立刻送往省儿保医院监护。美琳送回 ICU 病房继续治疗。手术检验了我们最初的判断，现在这个时间点，产妇耐受住了手术，劫难过了最难的那一关！但是病程还远没有到达终点。

美琳的肺部 CT 表明，触目惊心的肺部渗出还没有停止，到达病程的后半程还需要更多的时间。产程结束，更增加了产褥期管理、手术切口判断的难度。继续在天罗地网般繁复的判断中艰难前行。

那天，我正在床边调整呼吸机参数，美琳忽然从镇静状态中醒来，开始躁动，扭动，摸空，身体凹起来。护士正要加快镇静剂的剂量，我意识到什么，抓住她的手，在她耳边说："他很好，他已经安全生出来了，现在在儿保医院。"美琳立刻停了下来，停顿了一下，瞬间全身放松，每一寸肌肉都松弛下来，进入完全镇静状态，就像一个完成了重任的人，筋疲力尽地放心熟睡而去。

气管插管后第 15 天，美琳终于彻底脱离了呼吸机。从镇静剂的束缚下彻底清醒过来，她忘记了很多，15 天的时间内，所有模糊的治疗记忆已经被药物彻底从她脑中清除掉，药物产生的"顺性遗忘"让她略显迟钝。

"他好，他一切都好，在等你见他。"是最能让美琳安心的话，气管切开的美琳无力地躺在病床上，继续接受各种治疗。每逢她出现谵妄错乱的意识状态，对她说这句话，都可以让她平静下来，有时候会若有所思地摸摸肚子上的手术疤痕。

千辛万苦的一个月，终于肺部炎症吸收；脱离呼吸机；产褥期稳定；全身状态良好；可以转出 ICU 了。丈夫涕泪交流地陪伴她，把还在保温箱内的新生宝宝的照片拿给她看。羸弱的宝宝一张脸仿佛只有梨子般大，纤细的手脚红彤彤，几乎是半透明的。但是不要紧，历经劫难的他很快会长大。

"我们的运气真好。"方主任很轻松地说。

当技术、心力和体力的投入已经到达极致；当稳定而优秀的 MDT* 团队用剑阵一样完美的配合抵挡复杂而汹涌的病情；我们没有用 ECMO；也没有循常规的思路放弃这个来之不易的孩子。是! 没错，无影无形的运气助美琳母子双双胜利达到了彼岸。

我们重症医学的思想核心是：生命是一个奇迹，治疗要不断地往前；人是一个整体，团队是一个整体。每一个奇迹都在不断印证着这句话。

读者留言

双：高龄怀孕还是要慎之又慎，于子于己于人都要负责。

然后：宝宝真是幸运，有如此爱他的母亲，碰到了如此之棒的团队。

---

* MDT，多学科会诊。

家伟：这种故事多了反而让读者觉得只要拼了就会赢，但事实是大多数人拼了只会人财两空，病人家属心理落差大，进一步恶化医患关系。

Sam：致敬，两难的选择最折磨人。

郝苗：我眼泪差点流下来，是为我们亲爱的ICU医生自豪，气贯长虹的感觉，好棒好棒。只是我没有叒主任的文采，想赞美两句都说得颠三倒四。

创作谈

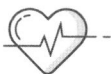

我是一个ICU医生，在重症监护室里做了二十多年的医生，伴随重症医学专业一起长大和成熟。有时候很想为ICU正正名。

很多人把ICU想象成地狱般地吃苦，身上插满管子，忍受各种疼痛、不适和治疗。其实这个概念不正确，在重症医学的发展中，镇静镇痛早已经成为了重症医学治疗的四大基石之一。病人在药物的维持下度过最难捱的时间，在离开ICU的时候，因为药物的顺性遗忘作用而抹去ICU内不愉快的疾病记忆，这样的专业问题，不被公众了解，是医学的技术壁垒所致，所以当时想为镇静镇痛治疗写一篇叙事医学文章来科普这个问题，为重症医学去除那些蒙昧的、恐怖的传言。

与此同时，身为一个ICU医生我深深了解大脑是非常神奇的器官，即使在镇静治疗的过程中，模糊的意识仍然会让病人有各种行为，医生需要去解读那些行为的根源，而不是加大丙泊酚的剂量让病人陷入更深度的镇静状态。一句耳边的解释，也许比加大药物剂量更加有效。那是另一种深度聆听，聆听不能言语的病人，纠结在内心的不适。培养那样的"解读"功能，是在引领医生职业生涯逐渐走向成熟。

重症医学不被公众了解，"ICU？那是看什么病的？"这个问题在近20年时间里一直会让我觉得有点难过。20年过去，SARS、汶川地震、甲流、新冠……一次又一次抢救，至今，现在已经不太有人问："ICU，那是什么？"但是如果无法让公众深度聆听我们这个专业的价值、目标、信念、哲学，那这个在二十年间繁荣发展的专业存在有莫大的缺憾。ICU医生不能被单纯地理解成ECMO、机械通气、CRRT的操作者，操纵着迅猛发展的脏器支持技术而赢得胜利，这些内心的声音存在很久很久，行业内交流意义有限，必须突破屏障让医疗以外的人听到。

所以，等到这个病例的时候，豁然开朗，感觉就是它了！真实案例来自于浙江大学医学院附属第一医院重症监护室。

王一方教授有一段非常精辟的话："医生的眼里不能只有

疾病，没有痛苦；不能只有疾病的自然演进史，没有心志压抑的痛苦发生史；不能只有技术救助，而没有心灵的拯救；不能只有疾病真相、学术真理的探寻，没有医学真谛的洞察与领悟；不能只有职业精神，而没有职业信仰；不能只有专业精神，而没有职业精神。"

我在写这个故事的时候，想的是，我要的就是那样，不是极端技术实力的展现。懂得收放自如，懂得刚柔相济。

那些琐碎的细节来自我的日常工作：职业的辛苦，保守治疗的压力，来自家属和舆论的压力，压力到极致需要用《心经》来缓解心情……。医生都是凡人，有油盐酱醋的日常琐碎，"On Call"时刻待命的工作状态，是对职业的忠诚和虔诚。

全文的最后，是我最想为重症医学说出的专科哲学：

生命是一个奇迹，治疗要不断地往前；

人是一个整体，团队是一个整体。

这是用我20多年的职业生涯体会而得的声音，但是用我自己的方式来讲还不够力量，所以请一直像灯塔一样指引我职业方向的老师讲出来，这是重症医学这个专业的哲学内涵。

《保大人还是
保孩子》视频

艰涩的计算题

在监护门口的知情告知中，尽可能准确地评估
病情，尽可能准确地告诉她未来。

我是一个 ICU 医生。

昨天，大志的妻子过来签署了"放弃治疗"的单子。停止
静脉输液，停止任何检查，停止呼吸机，停止营养液。签完之
后，她就在监护室门口的长椅上坐下来，等候最后的消息。身
边两个巨大的拉链袋里是"去那边"用的衣服和被子。她坐在
那里，泯然于众，像火车站候车大厅里任何一个等着回乡列车
的女人，带着行李、带着孩子、带着满身的疲惫。

她看不见监护室内的状况：拔除气管插管后，监护仪上的
氧饱和度的数字在 80% 的红字上跳跃，病人粗壮的身体静默
着，唯有粗重费力的呼吸带着浓浊的痰音发出"呼哧、呼哧、
呼哧"单调的喘鸣，那是一个中年的男人在濒死阶段进行的最
后挣扎。

我知道她迟早会签署放弃治疗。只是没有想到会这么

快，手术做完刚一个星期。她没有听从我的建议："等到手术后两周，脑水肿高峰期过去的时候，看手术的具体效果再决定。"签完字，当我和大志的老婆目光相触的时候，她警觉地避开了，有一丝羞怯和心虚、有一丝被人洞悉了心事般的惶恐。刚会走路的那个娃趴在椅子背上，摇摇晃晃地想要下来，她过去把他抱起，顺势擦去小嘴边溢出的口水。借着这一切，背过脸去，回避与我的视线交流。

大志才48岁，夫妻两个摆的那个早餐的铺子在我每天上下班的和兴路上，新鲜热辣的鸡蛋煎饼做得很香，一大一小两个孩子，蹿上蹦下，经常捧着自家的煎饼当早餐，清早就在狭小的临街店铺里跑进跑出。中年女人围着干净的围裙在外面炉子上麻利地摊煎饼，涂酱汁，撒葱花……个头高大的中年男人在里面磨豆浆、煎油条。路边的梧桐树沐浴在初升的阳光里，枝叶轻轻摇曳。

油煎鸡蛋葱花在早晨的人行道上散发朴实而诱惑的香气，勤恳的四口之家，看上去像"舌尖上的中国"里的某个场景。挡也挡不住的食物香味在人行道上弥漫，每天上班的路上，我会停下车，对着摊子喊一声：老板，煎饼豆浆两份。我们算是"点头熟人"。若不是这场意外的脑出血，我还是每天买煎饼的一个顾客。

一次重病，把这脆弱的幸福场景打回了残酷的原形。问了病史才知道：那是一个重组家庭，两个孩子都是女人"带来的"。

监护室的抢救病人中，很少有这么乏人探视的。下午的探视时间，只有大志老婆一个人，两个娃太小，正是容易闯祸的顽皮年纪，被拦在监护室大门外面自顾自地玩。大的带着小的，懵懂不知世间疾苦，在门口的长椅上爬上爬下。她一个人呆呆立在病床边，一脸刚从睡梦中醒来的呆滞。身边没有劝慰的人，哭成为奢侈品，安静中带着彻骨的寒冷。

那静默的身体，没有知觉。这个 48 岁的大汉，左侧基底节的出血量达到 80 毫升以上，破入侧脑室，堵塞第三、第四脑室。加上是半夜发的病，到早晨才发现，病人送到医院的时候，已经脑疝了，脆弱的神经细胞严重受压。立刻急诊手术，清除巨大的血块，去除颅骨骨瓣减压，脑室外引流，手术后送到监护室治疗。

手术后的第二天，在"谈话间"告知病情的时候，大志老婆把我认了出来："医生，你是主任？！这样治疗需要多少钱？"她的语气是掩饰不住的惶恐和急切，一把抓住我的白大褂袖子。我注意到，刚才对着管床医生和外科医生，她是很认生的。谈话的时候，会很恭谨地退开一步，眼神刻意避开和医生的交流。可能因为我是这个城市中，她认识的为数不多的"熟人"之一。

我把 CT 片插在看片灯上指给她看，脑子里的出血量，大到任何外行人都看得出严重性。多年的经验，我知道要跟她说说清楚眼下的困局，得花点时间。治疗上，这样的病人不复杂：昏迷这么深，手术后 GCS 评分才勉强 4 分，控制血压和脱水，一般在 3 天后做气管切开手术，继续控制脑水肿直到两周左右。接下来依靠达到目标量的肠内营养维持热卡摄入，进入康复治疗阶段。神经功能恢复是亘古难题，一个月、一个月那样维持下去……所谓"康复治疗"，病人的身体会处于轻重不等的偏瘫、昏迷、智能低下、癫痫、脑积水、肺部感染状态，这类病人很多，每一个结局都不甚相同，却也都似曾相识。他们中的大多数需要长久地住在医院里，住在护理院里，从此与病床、轮椅为伴。

我放慢语速，说几句，就停下来看一看她听懂了没有。把这个过程尽可能通俗地描述给面前的女人听。未来如果真的发生的话，需要面前这个女人一天、一天捱过去，可能会绵延数月、数年……很有可能在若干时日后，独自一人起早摸黑地劳作，每天面对瘫痪卧床的丈夫，状况百出的孩子，债台高筑。

她两眼通红却没有流下眼泪，也没有插话，目光盯着看片灯上的 CT 片，很专心地听着我把病情描述完，默默地点点头。

"他最好的结果是怎么样？"每天路过、交谈的亲切感，可能让她觉得，我说的更为可信。

"右侧手脚失去功能、躺在床上不能自由行动、需要喂饭和照顾大小便、智能受损。"我按照病情说了一个预计良好的结果给她，事实上，病情才刚刚开始，错综复杂的病情会在每一个路口上出现一些变数，要达到这样的结果，最终概率并不太高。GCS 只有 4 分的脑疝病人，最大的可能是长期植物状态生存，离不开医院的环境。

"达到你说的那样结果，需要多少时间？需要多少钱？"她保持了一个不算太意外的表情，直截了当地问。

我仔细看了一眼这个面容极其普通，两眼疲倦的中年女人，惊讶于她被生活逼迫出的精明和直接。一夜未眠，她散发着没有梳洗的浑浊气味。身上那件被晒褪颜色的衬衫，是路边摊上最常见的那种混乱花色的化纤料子。这个没有多少文化的女人，完全听懂了我的话，在单刀直入地估计能否负担最低成本。

"10万到20万，如果没有任何保险的话。"用我的专业知识，在错综复杂的病情中，约略地估算了最顺利的疗程和最小的每日支出，估算出一个数字的底线。不能再低了，在经济发达的江南水乡城市，几乎人人普及医保、农保，这部分总费用折算下来，自己承担的部分也就三分之一左右。

看得出她也在估算，两只手死命地绞着，用我估算的结果，她正在计算达到这样的结果所需要付出的生活代价：时间的、精力的、金钱上的……仿佛那是一条很高很高的线，她在目测，用尽全力跳起来，够不够得到。

她颓然地低下头去，看着自己的手，两只粗糙的劳工手，指甲里是没洗净的面粉渍，手背上有烫伤留下的色素沉着。沉默一会儿，她没有再问，手里握着皱巴巴的一日费用清单。住院医生告知日常探视的时间和要求，责任护士告知需要购买的物品，她沉默地听着，不知道那些字句有没有进入惶惑无助的意识。

从谈话室回来的路上，住院医生小邹对我说："主任，我觉得你的心好硬。"我点点头。

小邹又问："她会不会放弃治疗？"我面无表情地点点头。

接下来的几天里，几个"老乡"陪着她，问了几次病情。大志的父母已经过世多年，大志一个人从云南老家出门打工后，和老家的亲戚朋友渐渐失去联系，兄弟已经 10 年以上没有见过面，各自为生计挣扎在不同的城市里，见面都未必还认得出来。他其实是漂泊在陌生城市里打工的一个"中年孤儿"。一同在这个城市里的"老乡"，偶然凑在一起来一顿路边摊的夜宵，维持了似有似无的乡愁。

每天下午来探视的，却只有她一个人。手术后，病人的状态并不"好"。瞳孔的反应很迟钝，没有自主肢体活动。沉默的身躯，靠着林林总总若干维生管道，维持着监护仪上大致正常的心跳和血压。840 呼吸机尽职尽责地通过气管插管送着气，床边护士每隔几个小时为他清除气道内的黏痰。

脑水肿的高峰期，通常是没有坏消息，就是好消息。而好转，需要等待漫长的时间。她并不哭泣，也看不出有多么关切，就呆呆地维持着一个僵木的姿态，看着床上静默的中年男人的身躯，通过管子连接在呼吸机上，胸廓规则的起伏着。一夫一妻，仿佛在这静默中，进行某种对话，或者对峙。

人丁寥落的家庭，如果经济窘迫，朋友也就有限得很。签字放弃治疗那一天，只有两三个"老乡"来帮忙，她带着两个孩子。

我问她："要带他回去吗？"监护室里很多没有治疗希望的病人，家属会带回家里，在熟悉的环境里陪伴最后的时间——这也是此地的风俗。

她摇头："没有地方去，房子是租来的，房东不会允许放在那里，再说让孩子看着也不好。"声音很低，语气却并不柔弱。没有依靠的人，没有资格柔弱。倒是一同陪来的女人听着，刷地一下落下泪来，急忙用衣袖去擦。

"不需要再商量一下吗？……"我看着她们又问了一次。一起过来的几个"老乡"相互看看，最后视线仍然落在她身上。

治疗上，我们已经为她极其节省，无奈在这个短暂落脚的城市内，他与她没有任何保险之类的缓冲。我马上住嘴，不往下说了，还能怎样？一夫一妻互相依靠着勤谨劳作才能在城市的缝隙里，谋得刚够温饱的一份生活。这份生活，已经随着大志的昏迷一去不复返。微薄的积蓄需要支付房租、水电、店面……那些永不停歇的账单。

"签这里吗？"她声音喑哑地问，无声地用袖子抹一下眼睛，在知情同意书上歪歪扭扭地签下自己的名字。一个48岁的中年生命，在监护室的床上带着粗糙的痰鸣音，费力地呼吸，呼吸，呼吸……

我握一握她的肩膀："我们都理解，你已经尽力了。"她的眼睛闪避着所有人的目光，像一个做错事的孩子，缩着肩膀想躲开世上所有的光线。

平车载着他去太平间的时候，我看到两个孩子，在监护室门口的长椅上，小的那个已经睡着了。大的那个裹着一件母亲的外套坐在椅子上，看见母亲出来，奔过去一把抓住母亲的衣角。

这母子三人，会面对怎样的生活呢？

"咦？老妈，那个煎饼摊子关了。"过了些时日，车子经过那个熟悉的路口的时候，女儿泡泡指了指车窗外说。这个城市的小摊子关了一处，又开了一处，时时在变。煎饼摊的位置新开了一家，冒着蒸汽的新鲜小笼包正向人行道释放着食物的香味。

"老板娘，小笼包两客，打包，放两副筷子"我打开车窗向摊子上说。这个城西的缝隙里，有这样那样的人在讨生活，就像一片森林，啄木鸟在找虫子、蚯蚓在翻土、云雀在筑巢……

"那个男主人，前些时候脑出血死了。"我把早餐递给女儿，约略说个大概。十几岁的中学生为着起早贪黑地上学，刚才还在闹起床气。

"哦！"女儿十分可惜地说，"就像我前些时候看的科幻小说《北京折叠》，那金字塔结构的最下一层。"

少年的思想，成熟得真快！她说的颇为形似。但我以为坐在私家车里接送上学的中学生，不会真懂得那种残酷。

即使是我，常年看着生生死死，也只是一个旁观者。不可能知道，她带着两个孩子后来去了哪里？生活得怎么样？在监护门口的知情告知中，尽可能准确地评估病情，尽可能准确地告诉她未来。我完全知道，那绝不是医疗上最理想的结局，但是至少让她，能够为自己选择一个可能"最好"的未来。

在生活复杂的大格局下，治疗真的不是医生的全部职责。

读者留言

章严旭：重症年会上，台湾的一位教授讲：病人救得活，我们救病人；病人救不活，我们救家属。治疗肯定不是医生的全部。

大辉：这就是真实生活的状态：残酷、艰辛、无奈……其实和自然界没有什么两样，钢铁森林的法则。

邱美人：我本来想说，这样的病人可以发起水滴筹或者捐款什么的，但是若不是作者写的故事好，恐怕就这么个病，我也不会向陌生人捐钱什么的。老话说：救急不救穷。那她又急、又穷，我也只能同情一下，想帮也是瞎好心……郁闷。

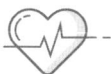

这个故事是为《叙事医学》杂志创刊号写的，同时在《叙事医学》教材中作为"如何用叙事的方式来告知病情"的授课内容。讲述医疗常态中，不太为人所知的一些病人的命运。

脑出血是个很普通的疾病，即便是中青年的脑出血病人，每年数量也有不少。作为一个过程普通、技术含量普通的疾病，这样的案例没有机会出现在任何医学论坛中，也不可能出现在任何和医学相关的公众号上，被大众所知。所以有几位医学院老师读过之后问我："啊？现在还会有这样的病人？！"是的，有比这更残酷的，把病人留在医院里一走了之，不是因为不讲信用，而是实在没有任何能力去善后。

广大的国土上有来自贫困地区的打工者，经济能力和城市居民不可同日而语。重病可以摧毁一个家庭的生活支柱，让原本看上去温饱而温馨的生活遭受灭顶之灾。

还有医学院的老师问我："这样断绝一个病人的救治希望，是不是太残忍？！"对于这个观点，我表示无语。有一句黑色笑话在 ICU 医生中流传了很久："钱包衰竭是多脏器功能衰竭中，死亡率最高的。"临床医生比医学院里的基础科老师要"实诚"。经济发展之后毫无疑问欠缺基本保障的病人会越来越少，但一定永远存在。同样是饮食，有人用粥果腹，有人能吃澳洲龙虾。同样是治疗，有人选择放弃治疗，有人选择不计代价地投入。"生命面前人人平等"这回事，在现实跟前一定有不同版本的演绎。

医生应该比较现实地去看贫富差异问题，病人和家属应该找到有生活阅历的医生去交流高额治疗费用的问题。用经济学的话来说就是：每一笔投资都要考虑边际收益的问题。用社会总体的宏大眼光来看就是：要顾忌社会长远的整体性获益。回到医生个人成长的角度来看，就像故事里的年轻医生小邹，眼下还不能明白的问题是：始终想一想我在她那个处境下，会做出什么样的选择。最好的、次选的、最骑虎难下的结果是什么？

做得久了，医生会知道，即使是同一个疾病，没有两个人之间是一样的。没有两个家庭之间的具体状态是一样的。

世界本来就复杂，没有简单唯一的道德判断。

好险！这要命的惯性思维

ICU 医生是疏忽不起的，病人付出的代价太大了！工作 20 年的"大医生"给思维惯性带到沟里去了，真不应该！

　　我是一个 ICU 医生。

　　听完两肺明显的啰音，我按照诊断学要求的顺序，听各个心脏瓣膜区的心音。全部听完，摘下耳朵上的听诊器，横挂到脖子上。拿出病人从当地带来的 X 线片，到看片灯前看片子。

　　病人是个 60 来岁的壮年人，像是本地农村还在做体力活的农民，肌肉结实骨骼粗大。此时他端坐在病床上，脸上扣着储氧面罩。氧流量表的钢铁滚珠已经到顶，这么高浓度吸着氧气，氧饱和度才 88%。胸廓快速地起伏着，呼吸很困难。床边，掉了几团病人用来擦拭痰液的纸巾，上面染了明显的粉红色血迹。

　　"罗老师，这个重症肺炎刚从县医院转诊过来，你看一下，要不要插了管直接收 ICU？"急诊科的王医生心知肚明，内容丰富地瞄我一眼。11月份是流感高发季节，严重的病毒性肺炎并不少见，去年这个时候，重症禽流感曾经在本地扫荡过。急诊科医生对病毒性肺炎都有相当的警惕性。这种已经出现血性痰的重病人，如果真的要插管，通常都会让我先会诊一下。我是重症监护室里负责过禽流感抢救的副主任。

我在看片灯前仔细看一看没有情节、只有骨与肉的黑白片子。两次 CT 间隔时间不长，但是进展极快，肺泡正在发大水，从上到下，从左到右白茫茫的肺，预示着麻烦的程度。以我的经验，管子一插上，血性的分泌物会大量喷溅出来。

"叫床边彩超。"我示意急诊室的护士立即打电话。

王医生愣了一下，没有明白我要做什么。病人的家属，刚刚我问过病史的两个高大的年轻人立刻走到我身边来，问："医生，怎么样？"他们像篮球运动员一样，弯下腰，用手撑着膝盖，平视我的眼睛。

"他有严重的急性心脏瓣膜问题，需要马上气管插管减轻心源性肺水肿。"我简单明了地说，语句中不带任何犹疑和停顿。

两个年轻人互看一眼，露出难以置信的表情，其中一个拿着当地医院的门诊病历，问："所有看过的医生都告诉我们是肺炎。我爸爸平时身体很好，从来没有心脏病。你说他是严重的心脏问题？"他的语气中已经流露出明显的戒备。

胸片的报告单上，明确地写着：两肺中下部弥漫斑片影，重症肺炎考虑。病人的儿子仔仔细细看一眼我的胸牌。

我知道，质疑开始了：医生之中像我这样个子矮小、娃娃脸的女人，在赢得患者的信任度上绝对是个灾难，公众印象中的老专家不长这个样，胸牌上的职称也没有多少说服力。他的眼神和表情都在表达强烈的疑问：这么年轻，到底有没有经验？！——这类质疑伴随我的整个职业生涯整整 20 年。

"我们那边的医生说炎症很重，很危险，我们才转过来的。"两个年轻人，穿着一式浅灰色的休闲西装，看上去像那个大机构的工作服。"他的炎症指标这么高，肌钙蛋白一直是阴性的。"

这一说，其实露了馅，我马上知道，其中一位家属是从事医学工作或是懂医的人。情急之下，他用医生最迅捷肯定的信息在告诉我，病人因为心肌梗死造成心源性肺水肿的可能性，已经被之前看过的几位医生否定掉了。

"彩超来了。"急诊室王医生叫我。我没有回应家属的质疑，把两个人一起叫过来："过来看一下就知道了。"

"心脏探头，看二尖瓣。"我明确地向超声科的医生示意。探头放上去，心脏的四腔切面很清楚地显示出来。二尖瓣的位置，随着心脏的搏动，大团的涡流，显示出很醒目的"五彩血流"。

"咦？"急诊室的王医生用手背抹一下额头的汗，立刻拿出自己的听诊器，到病人的心前区去听心音。彩超的第一个影像就告诉他，他的初诊判断错误。聪明的他马上意识到了，立刻去印证自己到底错在哪里。胸前区，有大量痰鸣音的干扰，但静心来听，可以发现心脏杂音。

"二尖瓣前叶腱索断裂，二尖瓣重度返流，左心房增大。"超声科医生简短地报诊断。

我回头看向病人家属，两个高大的年轻人，弯下腰，尽量凑近了看超声的屏幕。我在图像上指给他们看：这里，心脏的一扇门坏了，铰链脱落，门关不上，引起血液返流……尽量"科普式"地把病情解释明白。

病人的儿子打断我："医生，我是广州医科大学的药学系在读博士，我听得懂。"

我点点头，立刻改用医生之间的交流方式，那可以简短很多：二尖瓣的前叶严重脱垂，导致严重的急性左心衰，肺水肿。病人需要机械通气维护氧合，限期做二尖瓣的置换手术。

"什么时候插管？大概在什么时间手术？你们医院有心脏手术的条件吗？"药学博士果然是明白人，问的问题，每一个都砸在点子上。

"现在马上进 ICU，上了呼吸机之后，缺氧状态会有好转。比较理想的状态是 5 天内争取限期手术。"我不是外科医生，按照经验给出一个大致的估计，简短地说。脑子里飞速考虑着安排床位和气管插管的问题。我知道家属的信任度，随着彩超的结果，已经 180° 地掉头。身高和职称不再是问题。

"好的，我们马上办入院，我马上签字，你们插管吧。"彩超的检查还没有结束，药学博士干脆地说。

我满意地点点头，回过头继续和超声科医生一起评估左心功能的问题。心里明白，家属的信任度关系到整个治疗的顺畅程度，刚才那一会儿我已经赢得了关键性的信任。

气管插管，手术前准备，体外循环下二尖瓣置换术……

一个诊断清晰的疾病，即使病情严重，在治疗流程上还是能够无比流畅地得到各个学科的支持。手术后回 ICU 维护循环，顺利拔管。立竿见影，两肺的大量渗出立刻消失无踪。过程无惊无险。最后的病理诊断是：二尖瓣老年退行性心瓣膜病。

专职体外循环的麻醉医生拍了二尖瓣的照片给我看："喏！这就是你想看的那个换掉的门。"医生的手机存着的照片会有诸多组织、脓液、肿块、CT 片……乐此不疲。

在每天工作量巨大的重症监护室，这件事瞬间就模糊在我的记忆中了。

几个星期之后，药学博士到重症监护室门口来找我。

"罗医生，我爸爸要出院了，谢谢你。"药学博士习惯性地凝视了一下我的胸牌。他送我一大盒精装的黑松露巧克力，看到盒子上那个浓郁蜜滑的颜色，我就决定不客气了。

"我觉得你特别厉害，怎么会那么快就诊断出一个少见的毛病。"药学博士挠挠头，表示不解。

"我自己，还有一帮医生朋友、老师，好几个人都好好看过我爸爸的 CT 和化验，我们都觉得是重症肺炎，怕是禽流感才托了熟人要求转到你这里来，没想到你一开口，说是心脏病，我都怀疑你会不会看病……"我是负责禽流感抢救的医生，在本地小小有点名气。

我低头笑一笑，半点没有踌躇满志的感觉，看他也是学医的，很坦白地问："你和你的医生朋友们都仔细听过他的心音吗？"

他略微羞涩地摇摇头："肺上这么大片的病灶，我们都没在老爸心前区好好听过，直接考虑用抗生素的问题了。真是惭愧！问题是，这么多个医生看过，谁也没想到好好听一下心音，也是撞鬼了！"

"你知道吗？这是我今年看到的第三个急性二尖瓣腱索断裂，第一个差点就死在我的误诊上。"我吐吐舌头。时隔多日，想到那个病例，惭愧的感觉还会从后脑勺，冷飕飕地冒上来。

那个病人我也把他当成了重症肺炎：CT、化验，全都像肺炎；血流动力学监测的结果像感染性休克。我自己的诊断思维掉在"严重感染"那个框框里，越用抗菌药物病人越重，还惯性地以为是病原体毒力特别强的缘故，觉得他必死无疑了。

直到有一天查房的时候偶然听到强烈的二尖瓣区收缩期心脏杂音，才想到做心脏彩超。结果，更换完瓣膜之后，很快肺部 CT 显示：肺泡内冒出的水消退得无影无踪。那张干干净净的胸部 CT 简直是打脸的最好工具。我那时给打脸的感觉可比此刻的药学博士严重多了。一个 ICU 医生，特地跟上了手术台，非亲眼看到脱垂的瓣膜不可。

惭愧惭愧，ICU 医生是疏忽不起的，病人付出的代价太大了！工作 20 年的"大医生"给思维惯性带到沟里去了，真不应该！药学博士张大嘴巴看着我。

"好在他最后还是活下来了。所以我现在总是告诉自己两句话：不是每一个白肺都是重症肺炎；当一天内科医生，就好好用一天听诊器。"我坦白地说："你爸爸，在他之后才由我接诊，是不幸中的大幸。"

"呃！"药学博士感慨万千地点头。说了一句很书呆子气的话："简直是贝叶斯定律的现身说法。"

我模模糊糊没有听懂，很礼貌地接受他的道谢和告别。

几年后，在带教的备课时，我在自己的"病历收集"文件夹里找到了这个病例。觉得可以拿出来，向年轻的医生们讲解一下：

在临床思维中，医生常依据自己的知识储备来进行快速而非逻辑的简洁判断，这是经验判断。非逻辑推断式的思维方式常能快速得出正确的结论，但也存在着误判的风险。这类认知误区是发生在潜意识层级，不容易被发现。

身为工作经验丰富的"大医生"，不仅不经意间就习惯了这种判断方式，还容易很自负。

其中，代表性经验、可得性经验失误，以及锚定性思维都在这个案例中出现。

1. 代表性经验失误：指仅仅根据患者的部分典型症状特征快速作出判断，而遗漏了其他信息导致诊断失误：文中案例即肺上大量渗出病灶未与心衰鉴别，未及时发现隐匿的心脏杂音，导致误诊为"重症肺炎"。

2. 可得性经验失误：是指医生更容易诊断一些自己熟悉的疾病，正所谓"手里拿着锤子的人，看什么都像钉子"。文中的医生诊断"重症肺炎"比"急性二尖瓣脱垂"更熟悉。

3. 锚定思维：也是一种常见的临床思维错误，是指医生更愿意相信支持诊断的信息，对排除诊断的信息视而不见，常会导致未经仔细鉴别而"过早诊断"；或者受他人判断或之前经验的影响，无法全面思考而导致所谓的"转诊偏倚"（提不出不同的诊治意见）。

还好，总结经验教训是医生必须具备的素质，凭借之前从失误中所学，以及过硬的临床思维能力克服了"锚定思维"，使得患者获救。几十年的行医生涯中，医生都需要不断在经验教训中审视自己的不足。

读者留言

青青河边草：搜一个简单易懂的解释：贝叶斯定律，一个假设为真的可能性取决于两个标准：一是基于当前知识，有多合理；二是与现有证据的符合程度。

希望生活美好：我爸当年诊断脑瘤，我第一时间告诉他我也是同行，这位博士可好，看不起人不说，还损我：有本事你自己下诊断做治疗啊！

学忠：精彩，真诚，医生就是这个样子长大的。

仰望星空：我喜欢看你这个 ICU 医生的文字，追剧一样，守护我们对医生的美好印象。上周我就是因为太自负而差点犯下大错，还好我不是医生，但是差一点点损失几十万。

创作谈

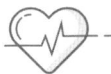

先来问一个大得无边无涯的问题，未来医学教育面临的最大挑战是什么？如果从一个大视角来回答这个问题，毫无疑问，答案只有一个：人工智能。从人类历史的大视角来回答，无论金融格局、大学生就业选择、社区重塑……人类未来的最大挑战必然来自人工智能，医学只是所有受到 AI 影响的行业中的一个。但是无疑，这影响非常巨大而且一定会来。

AI 的医生会有很多优点：超强的记忆力、没有语言障碍、不会疲劳、极少出错、计算速度快、有网络支持、态度极好，AI 还能学习。所有这些特征，完胜人类医生。在未来，毫无疑问很多技能简单、思维模式简单的人类医生会下岗，但是医生职业必然存在，以更加精英的方式存在，这些人类精英，需要现在从事医学教育的带教老师们训练。

对于医学来说，数学或者说可以用数学方法来解决的问题只是一小部分，只要人类不在 AI 擅长的问题上去和它一较高下，其他问题，人仍然是万物之灵。换而言之，未来的医生必须要更充满"人"味。

眼耳鼻舌身意，用人的体验感，来体会"病人"的社会属性、情感变化、情绪起伏、痛苦体验……给予特征化、个体化的会应方式，这是 AI 不会的，回归"人"的属性，我个人认为是医学在未来走下去，必须要直面的大问题。另外也只有人类有能力把看似完全不搭界的东西联系在一起，形成共同想象，这也是医疗决策的一个特征。医学人文的回归和倡导，在很大程度上，和这个大趋势下的大挑战有关。

医学教育中，我们希望医学生们在案例的凝练中触发思考、提出问题、用科学的方法解决问题，进而提升自身能力。更加希望的是，学生们殚精竭虑地解决问题，甚至是现实中"无解"的题。

首先医学生们都是高材生，很熟悉如何取得高分，一旦"题干"进入套路，或者解题方法进入套路，学生很会用"解题"模式来取得卷面上良好的成绩。我们应该知道"解题"模式要用电脑模拟的话，它很快成绩就比人类好，而且稳定。

其次是概括出来的问题，如果无须理解，一键搜索就能够得到答案的内容的话，提问题的人就变成了一个操作员，比如说"最新的指南中，肾性高血压适合哪几类药物？"问"百度"还是更专业的"UpToDate"都可以一键搜索。

所以问题必须更"高级"——"这个病人，用他的医保条件，考虑到有甲状腺功能减退，陈旧性心梗，还有肾性高血压，他应该适合哪一个药物？"——复杂、现实、个体化。

最后是得出的答案，是不是真实病人需要的结果，有没有退而求其次的方式，取得略逊一点但是更加"合适"的结果，能不能让病人接受我的建议，并且有良好的依从性？这在真实世界中很自然的想法，在传统的课堂教育模式下，是没有的。

现在我们需要改进，让医学教案更"真"、更"复杂"、更"多维度"——这就构建的叙事医学在医学案例教案中存在的必要性。

我在写这个故事的同时，就是想象着未来我的竞争对手是AI医生，那我手中有力的武器必须比电脑更加充满灵性。

鸡腿咏叹调

操作就是那样，即使样子摆的再像，也必须有
实战经验和成功的体验，才能长进。

我是一个 ICU 医生。

傍晚七点多，我还没有准备下班的时候，急诊值班的哈那
提汗医生呼叫我："胡老师，快来帮忙看看。"新疆的七点
钟，太阳刚转为红彤彤的傍晚的颜色，日光灼热耀眼，地平线
上浮动着晃眼飘忽的浮尘和光线。

我跑到急诊室的时候，看见超声机就在抢救室的床边，就
知道哈那提汗医生已经用超声探头看过一遍了。哈那提汗是我
到新疆后第一个教会超声的急诊科住院医生，眼下已经略有门
道，正是对超声探头爱不释手的时候。我刚到新疆，还不大习
惯当地名字一大串饶舌的叫法，就跟着同事叫他的外号"小
哈"，或者干脆叫他"徒弟"。

"病人左下腹痛已经一周了，刚主任们会诊过一圈，大致
考虑是血液病。但是我刚做了一遍超声，觉得呃……，等你来

272

帮我再看一遍。"小哈言简意赅地把病史报给我听。当地医院的硬件条件有限，估计小哈为了请动超声科把昂贵的床边超声机给他用，又费了不少口舌。当着病人，他不好意思表示不同意主任的诊断，所以说了一句发音古怪的当地土话，等着我和他"心有灵犀"。

病人是一个年轻的维吾尔族女子，有很明显的贫血的苍白。维吾尔族女子大多很羞涩，她的淡漠面容看上去很不对劲。小哈拿起她的手给我看，手臂内侧的皮肤有多个淤斑和淤青。颈部，裸露的皮肤也有很多出血点。"她有血尿、齿龈也出血。"

"血压 90 / 60。"护士大声把测量的生命体征报告给我，一边加快了输液的速度。

"这个地方，我看到有液性暗区，腔静脉瘪得很。"小哈在机器的显示屏上调出刚才存留的图像给我看，显然对自己的判断并不很自信，等着我的判断来确认，但是他的言下之意是：病人是一个腹腔内大量出血的休克病人。面对清醒的病人，医生有时候会用"只有我们自己听得懂的话"来交流，不会把同行之间关于技术的争议摆到病人的面前。

我拿起探头，为病人做超声检查。病人的腹部略微膨隆，探头放上去并没有疼痛退缩，但是超声影像是显而易见的大片液性暗区。

"没错，腹腔需要诊断性穿刺。"我用探头定好位置，对小哈说。"耶！"哈那提汗回答得响亮。他从我的判断中印证了自己初窥门径的超声技术，判断正确。10 毫升的针筒立刻在定位点穿刺，穿出的是一管轻松抽出的不凝血。——病人的腹腔内，有血管破裂，正在大量失血，需要尽快手术。

"喔！"在抢救室会诊讨论的几个医生一齐凑过来看了一下。关于"血液病"的讨论立刻终结，立刻开始分头行动。这注定不是一个四平八稳的手术，病人的凝血功能已经受到了严重的影响。

我的超声探头还在测量腔静脉，就听到外科江主任在扯着大嗓门调度手术室、外科、备血。此地民风彪悍，也很淳朴，手术前谈话并不麻烦。

哈那提汗很干脆地抱来无菌包和深静脉套包，准备穿刺深静脉。虽说手术前的准备正在用最快的速度进行，但是还是需要一点时间，趁这个短暂的间隙不会长于 10 分钟，需要立刻把深静脉通路建立起来。

"血管条件不好，凝血功能又差，可以吗？"急诊科主任看见小哈准备穿刺，马上问他。身为一个入职 1 年多的急诊科大夫，他的深静脉穿刺技术还不能算很靠谱。

"我辅助。"我马上说。年轻医生必须有机会去面对最危急的病人，必须有机会做最难的操作，这样才能提高技术，但是如果穿刺不顺利，我会立刻补上，以便不耽搁抢救的时间。况且，小哈还有刚练成的技术，需要实践一下。我的信心就是他的后盾。

消毒、戴手套、铺巾，穿刺针抽肝素。我把超声探头递过去，小哈给探头戴好无菌套，用超声引导股静脉穿刺。

病人的出血量相当多，超声可以看到静脉很瘪，这样的穿刺，如果常规凭经验，失败的风险很高，导丝植入不顺，血管穿破、穿到动脉都有可能。但是超声探测下，哈那提汗无惊无险，一针就穿到了股静脉，暗红色的静脉血回血通畅。

"哦耶！"只听他低声欢呼一声，快速地置钢丝，置扩张管，置入深静脉导管。3分钟搞定。晶体液快速输入血管里。接着是快速调度来的红细胞和血浆。随着一路直线输进血管的液体，病人的血压逐渐上升。往手术室送病人之前，小哈又用超声探头看了一下心脏，评估了一下输液后的反应。

"耶！"向麻醉医生交完班，把病人送进手术室，全程都在紧张检查和操作的哈那提汗跳一跳，向我欢呼一声，口袋里的数支圆珠笔应声蹦出来，连着工牌和饭卡，掉了一地。

我知道，这是他今晚凭自己的本事，诊断明确，初步救治成功，争取到手术机会的一个病例。这个结果对于长期从事抢救的我来说，只是日常工作的常见场景，但是初出茅庐的小哈，这是一个小小的胜利，就像第一次成功翻越了一座山峰一样兴奋。

急诊科周主任整理好病历夹，目送推着病人的平车送往手术室，顺手在他脑袋上不无赞许地拍了一下。

第二天一早，哈那提汗跟着我去ICU查房。年轻真是好，在急诊忙了整晚，还兴致勃勃地到ICU去看前一晚手术的病人。当初我在最初学重症超声的时候，也是这样无穷无尽的精力。

经过自体血回输，经过大量输血，病人手术后的情况已经稳定下来。有惊无险度过失血性休克的关口。维吾尔族女子深目高鼻，气色好转之后，她的面容相当好看。

"穿刺水平长了很多啊！跟胡老师学了什么？"急诊科周主任拍拍小哈，问他。昨天在抢救室里，主任忙着调度手术用血，没有看见超声引导穿刺的过程。

"用胡老师家的鸡腿练了一下透视眼。"这小子得意洋洋。

超声引导穿刺是我一个月前刚来的时候教他的。记得那天，我把自己的左手借给他，让他练习使用浅表探头探测血管。

哈那提汗的手感颇为良好，悟性甚高。血管的位置，角度找得很准。他左手拿着探头，右手拿着穿刺针，摆好了角度，作势要穿的样子。

操作就是那样，即使样子摆得再像，也必须有实战经验和成功的体验，才能长进。但是我的手臂是决不会让他用这么粗的穿刺针来扎我的。

"胡老师，牺牲一下，让我穿一下。"他嬉皮笑脸地拿着针在我手臂上比划着。我气呼呼地收回手臂，我的手臂上上下下已被超声耦合剂抹的黏糊糊的，当然绝不会让他再戳我一下。

我到冰箱里拿了个鸡腿出来。我也不知道鸡腿模型能不能用，姑且一试。

我用尖头镊子钝性分离一下肌肉。此地的鸡又大又笨，做不出杭州那种晶莹剔透白斩鸡的鲜嫩味道，不过胜在肌肉厚实。

用根乳胶管从鸡肉之间穿过去。在乳胶管里灌点蓝墨水，两头封死。我自己用超声探头看一下鸡腿中间穿过的乳胶管——还不错，超声图像下，和人的股静脉有点像。粗细、弹性都差不多。

我叫小哈过来，"来，定个位置，把管子里的蓝墨水抽出来。"

哈那提汗一看就来劲了，鸡腿不怕痛，可以给他真的用针戳进去，练习探测的准确率，穿刺的角度、手感。玩真的，和虚晃一枪的感觉可不一样。练了几个鸡腿之后，他在模型上已经可以百发百中了。

这一次，是继鸡腿模型之后，他实战操作的第一次成功，当然嘚瑟了。

"胡家的鸡腿"随着小哈的嘚瑟，从此颇出了一点名气，先是急诊科，后来因为容易做，差点儿没有声名远扬。当然急诊科和 ICU 的几个住院医生，首当其冲，在鸡腿上把超声引导深静脉穿刺练得神乎其技。

我也很嘚瑟。两年后，等我回到杭州，这手超声引导穿刺的技艺，可以从此在本地流传开来了。

两年里，我看好了很多危重病人，但是重症超声的教学实践是让我更加自豪的"成果"。把技术留在此地，不正是我们来援疆的本来心意吗？

我的鸡腿模型在本地，估计是要和大盘鸡一起"流芳百世"了，哈！

读者留言

桑园里：又见胡家鸡腿，给胡医生点赞，给援疆的医生点赞，给魅力四射的鸡腿点赞。

东东：我试过，很好用，应该奖励鸡腿，给予记大功和隆重安葬。

晨哥：胡哥是我们熟悉的朋友，看着他的故事，不落字地看了两遍，觉得在专业领域里做精做强需要他那样实干的领军人物。

哈耶克：你有没有觉得，遇到一个"刚刚好"的徒弟，和遇到一个"刚刚好"的师傅都需要莫大的缘分，恭喜小哈兄弟。

创作谈

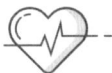

这个故事里的主角，是浙江医院重症监护室的胡才宝医生，他在支援新疆期间为当地的急救专业医生培训重症超声技术。

毫无疑问，这个"鸡腿模型"是推广胡医生个人品牌的良好素材。胡医生本身是一个技术高超的临床高手，所以故事就定位在他教一位阿克苏当地的年轻急诊科医生，学习技能、克服困难，变成技术更成熟的医生。

年轻医生在学习操作的过程中，是非常希望有实际操作的机会的，无论做了多少次模拟，像穿刺这样的临床实践，需要手感，需要现场感，这是模拟操作不能教会的部分。小哈医生在模拟操作过程中表现出来的迫切和在急诊室病人身上操作成功之后产生的欢欣，完全是一个年轻医生在学习过程中的真实表现，年轻、热切、渴望、充满激情。我当然体会过那种学习过程，写到其中的幼稚表现，会心一笑就会想到自己的当初，生涩天真，充满好奇。

"超声引导穿刺"是重症超声的学习中一个重要的部分，因为十分小众，就不易引起读者的兴趣，所以贯穿全文的是两次使用"超声引导穿刺"技术带领这个危重病人诊断成功的起伏过程，较为"猎奇"的鸡腿模型有着兼具流行的看点。这个模型不错的，在码字的同时，我自己用超声探头试用过，图像模拟得很像，手感和实际操作的区别不太大。

医学是实践科学，需要实战训练；需要有传、帮、带的师承情谊；需要充满探索精神地扩充自己的知识库。事实上，同为 ICU 医生，我们的很多同行看完这篇文章就开始用鸡腿来实践超声引导穿刺的模拟操作。故事顺带搭载了对胡医生巧妙教学方法的赞许和佩服。

本来么！一个来自杭州三甲医院的医生来到新疆，度过水土不服的一段日子，就是为了要留下一些技术，留下一些徒弟，留下一些美好。

这是一个优秀医生的社会责任感。

只有医生知道

自认为已久经风雨、看惯生死的心，面对这样的大起大落仍会感觉灼痛。他们会怎么样呢？

我是一个 ICU 医生。

通常我们妇幼保健院的危重病人不算多，产妇大多数都是健康的年轻人，35 岁被尊为"高龄"是妇产科的特色。但是事关母子、事关家庭的完整，每一次紧急抢救的呼叫都是疾风骤雨般的。

那天刚刚下班回到家，打开房门，鞋还没有脱——"童主任，28 周的产妇，脑疝。"追命的电话就来了，让我"咚咚咚"一阵心跳过后，一路小跑用最快速度跑回医院。为了上班方便，医院和家就横穿一条环城南路的距离，此时医院大门口的下班高峰还没有结束，陆续下班的同事习以为常地看着逆着人群跑回病房的我。

年轻的产妇已经气管插管，送到 ICU。一大堆的医生围在

ICU 的床边，产科、内科、外科等各个大主任一起在床边查体、看片，医务科主任、护理部主任正在打电话。乱哄哄的场面，气氛如临大敌。ICU 的朱医生看到我喘着粗气一边套工作衣，一边跑进来，立即把刚刚做好的头颅 CT 送到我眼前。

我手里接过 CT 片子，眼角的余光看到院长和书记，从监护室工作人员通道一路小跑进来。

"老童，老童。"医务科长比我早一步到医院，看到我赶来，撇开几个正在讨论的产科医生，问询和催促的神情，就是急切地等待我立刻做麻烦纠结的临床决策。我快速看一眼颅脑 CT 片，右侧枕叶有一块巨大的血肿，已经破入脑室，目测出血的量至少有 70 毫升，脑干严重受压，已经脑疝形成了。

"会不会是静脉窦血栓形成的出血性脑梗死？"外科金主任和我一起看片子，指着血肿说。我没有理他，放下片子直接对医务科长说："马上联系第一医院，请他们半个小时内派脑外科主任过来做开颅手术。"我们的大外科主任没法开专业性很强的颅脑手术。

接着拍一下金主任："你啥也别管了，快点准备送病人进手术室，备血、签字、准备器械，其他我们来搞定。"这两位医生看我病史资料都还没有仔细看过，就在跳脚，知道状况的紧急程度。多年合作的信任度和默契度使然，两个人什么话都没有说，立刻分头开工，动手准备了。

脑疝就是这么个火烧眉毛的事，一个小时内没有有效解决，老天不会再给你机会补救，脑子再也不会醒了。

滴答滴答的时钟是无情的倒计时。医生即刻赶来，麻醉、消毒、切皮、锯开颅骨……每一秒都计算在内。坚硬的颅骨内正在发生可怕的巨变。

院长站在一边，二话没说，立刻开始打电话："创造条件也要手术……"声音阴沉而焦灼。

"主任，病人 25 岁，怀孕 28 周多，今天早上因为头晕、呕吐入院，1 个小时前家属发现病人昏迷。就做了这个头颅CT。孩子刚刚已经做过超声，胎心没有问题。"ICU 的朱医生把病史匆匆报给我听。像连珠炮一样的语速，接着补充了一句："已经反复问过了，没有头部外伤病史，家属为着射线不射线的问题还跟我纠结了一会儿。"有时候并不是家属难缠，他们没有在意外的变化中回过神来，在"怀孕没有足月不能受射线伤害"的思维定势里，没有感觉到死神的迅捷和凶猛。

护士正在给病人剃光头发，准备手术，我戴上手套摸了一下病人的头部：年轻的孕妇面色红润，看上去只是像睡着了，监护仪上的生命体征数据也没有太多异常，但是眼下她立刻要过两道鬼门关。

头部没有血肿，也没有任何外伤的痕迹。我翻开病人的眼皮，看了一下对光反射，两侧的瞳孔都已经扩大，对光没有反应。病人已经脑疝了，如果在一个小时内，不能够开颅减压，她永远不能够再醒过来。这一个小时的时间，要包括市第一医院的脑外科医生赶来，准备好手术台，消毒，打开颅骨的整个过程——中间有多少不可控的因素在，他或许被堵在下班高峰的环城南路上动弹不得，或许正在进行另外一台创伤病人的脑部手术……这就是为什么我片刻都不敢耽搁，推着医务科长和外科主任立刻开工的原因。

"小冯！"我指一下 ICU 年轻的主治医生，"别的你不用管，你负责先把病人进手术室需要的验血单子全部核查一遍。"血常规、凝血功能等烦琐的术前核查项目必须在最短的时间内查对一遍，再紧急的手术都不能放松这个严谨度。好在，现在 ICU 内已经下班的医生都留下来帮忙。

"OK！"小冯简短清晰地回答我。

"马上剖宫产有问题吗？"我问等在一边的产科沈主任。

"脑外手术和剖宫产手术哪个先做？"沈主任问我。他是有 30 年手术经验的老手了，做个剖宫产快得不能再快。

"老童、老童，第一医院的脑外科卢医生就住在附近小区，半个小时内赶到。"医务科长终于打完电话，插进来对我说。

"那现在就进手术室，原则上同时做，但是脑外科赶到可能还需要一点时间，你就先开始。"我对沈主任说，我对他手术的速度全盘信任。这个最重要的临床决策就这么做了，连片刻的讨论时间都没有。

产妇的危重症抢救大体原则就是这样，必须顾虑到生产过程的影响。我瞄一眼一直站在一边调度人员的院长和书记，行政领导在场的不少，但是，临床决策仍然需要临床医生来担责。眼下我是决策的核心，当仁不让。

"OK！"简单干脆的一句答应，产科主任就转身去手术室了。

"儿科，儿科！"我吆喝一声，新生儿监护室的黄主任听到我喊，举一举手干脆地说："我们在手术室等，28周已经过了，应该没问题。"他说完，跟着产科主任进手术室去了，28周的早产儿，十分脆弱，刚刚达到能够存活的及格线，分娩后需要进新生儿监护室。

平常我们妇幼保健院的医生还是挺婆婆妈妈，挺啰嗦的，但是到了紧急状态下，都像是军队一样，简单干脆，呼之即来，来之能战，战之能胜。

七手八脚的术前准备匆匆结束，病床连着监护仪、呼吸机，一堆人簇拥着往手术室送。责任护士望一眼墙上的电子钟，在记录单上记下送往手术室的时间。这一刻离启动全院紧急呼叫，大伙儿赶到医院才十几分钟时间。我拖住医务科长："走，我们两个负责谈话和手术签字。"

真的，还来不及和家属详细交代病情，病情就像疾风骤雨一样到了濒危的状态，28周的孕妇要马上同时做两个手术，半分钟都不能多耽搁。手术有多危急、有多烦琐、有多困难，告知就有多困难，眼下，就得由我们两个来面对众多惶然不知所措的家属了。

监护室和手术室门前哭声一片，本来快要迎接一个新宝宝的家庭，在突然之间要面对可能母子双亡的结果，那种打击，在平常的市民家庭看来，真的是五雷轰顶。门外是纠结痛苦的谈话，一会儿哭声四起，一会儿又是哭声四起。他们刚刚感觉到了死神的镰刀近在咫尺。

手术室的无影灯下，是脑部和下腹部同时进行的手术。待到产妇从手术室送出来的时候，天已经黑透了，一大堆医生饥肠辘辘地在 ICU 的休息室内等着病人出来。

28 周的新生宝宝无恙，搁在透明的暖箱里送往新生儿监护室继续长大。25 岁的产妇，经过了两个手术，送回 ICU 继续监护。我用电筒看一看病人的瞳孔，全麻之后，药物还在影响着病人的反应，但是两个瞳孔已经缩回 3 毫米大小，有着不太明显的对光反应。呃！手术减压有效，只是不知道脆弱的神经细胞损伤程度有多重。

那是难以入眠的一夜，对医生是如此，对家属更是漫长的煎熬。

"主任、主任！病人有指令动作。"第二天早晨，夜班的护理组长小兰看见我就呱啦松脆地嚷道，十分惊喜的样子。我跑过去看看病人的反应，果然，比预想的还要好，手脚开始不自主的活动，眼睛无意识地睁开，眼球缓慢地转动着。即使没有完全醒来，也离清醒只有一步。

"这效果！"我舒一口气，扣上工作衣的扣子，立刻打医务科长的电话。"快醒了，嘿！多谢老弟。"才刚七点钟，电话的那头是车水马龙的环城路上嘈杂的声音。

"真的？真的？！"。听得出他的雀跃，没过一会儿，他就从工作人员通道一路小跑跑来了，一边跑，一边扣工作衣的扣子——到底还是要亲眼看一下手术效果才能放心。

院长、书记、外科主任、产科主任、儿科主任、门诊医生、麻醉科主任……昨天所有接诊和讨论过的医生陆陆续续都来看病人的术后情况，惊喜的表情和苦候在门外的一大家子家属是一模一样，那种历经劫难的成就感又带着同仇敌忾的豪迈。

"复查头颅 CT，胸部 CT 也一起做一下，看剧烈呕吐后有没有吸入性肺炎。"我对朱医生说，日常的治疗在查房后继续进行，这是脑外科手术后的常规复查，检验一下术后局部脑组织水肿的情况。

病人连着呼吸机监护仪，一起护送进 CT 室。头部的扫查结果令人振奋，手术区域血肿清除干净，脑干的压迫也解除了，脑部的结构清晰。

"这什么东西。"放射科医生看着我，神情异样地指着屏幕，CT 正在扫查肺部，右肺的上叶有棉花团一样的肿块。接着是左下肺又一个很大的肿块。几个医生一起凑到屏幕跟前来看，右肺的肿块很大，两个下肺，有多个棉花团一样深浅不一的团块。

一阵令人心悸的沉默和呆滞，像被人猛地按到冰冷彻骨的水底。我心是哇凉哇凉的，征询地问放射科医生："肺癌？"放射科医生又仔细从上到下看了一遍，倒吸一口冷气，肯定地说："右上肺癌，两肺转移。"

"肺癌脑转移。"我立刻想到那没有外伤的蹊跷的脑内出血，如堕冰窟一样的感觉。CT 检查完毕，ICU 的医护人员正在把病人搬运回病床上。一个年轻的产妇，她红润的脸颊，和每一个刚刚成为新妈妈的女子一样，饱满白净，虽然手术之后，头发剃光了，一边的头部有水肿，被辅料包裹着。但是那种年轻的生命力啊……

难道我们竟然没有把她拉离苦海，难道她马上又要再一次面对死亡吗？！

她的丈夫、她的家人围着病床，小心翼翼的神情中，带着充满希望的喜悦。"小云，小云！"

我又要把这个五雷轰顶般的坏消息告诉他们。长叹一声，抓一抓头发。自认为已久经风雨、看惯生死的心，面对这样的大起大落仍会感觉灼痛。他们会怎么样呢？小心翼翼，委婉却又清晰地向一大家子充满了期待的家属告知病情。预先已经知道结果的产科主任和儿科主任，充满了不忍和难过。这样的谈话，对于医生，对于病人家属，都是难耐的煎熬。产妇小云，她还在朦胧中将醒未醒，懵然不知命运的残酷和无情。

一阵一阵哭声从监护室外，片段一样飘进来。25 岁的产妇，肺癌脑转移！

每天早、中、晚三次来监护室看的外科金主任说："手术的时候，脑组织的确有一块不太正常，我们送了病理检查，等等看病理报告吧，不知道是什么病理类型。"他重重地叹息一声，皱着的眉头中间，有着像刻刀一样的纹路。

连续 3 天，手术后的小云慢慢好转，明晰的眼睛睁开来，能够听得懂亲人的呼唤。气管插管顺利拔掉了。28 周的羸弱的婴儿，生命体征稳定，一张小脸只有梨子般大，需要在透明的暖箱内继续成长一段时间。小云的家人在探视的时间里，一声一声唤着她，回头又抹一把眼泪，真正的悲喜难分。每天来会诊查房的医生们也是一样，明显好转的神志状态让人欣喜，想到她残酷的未来，又忍不住叹息。

这个抢救和手术启动了全员的应急呼叫系统，所以，在医院里，我跑到哪个病区会诊都有医生会抓住我问："老童，病人手术后还好吗？"仿佛我是新闻发言人。

"老童、老童，绒毛膜癌！绒毛膜癌！"赵书记和金主任拿着病理报告兴冲冲地冲进来告诉我。术中检查的病理结果出来了。

"啊？哈！绒毛膜癌！"我和他们一样大喊一声。抱住金主任的肩膀，没命地晃了晃。"啊……"责任护士小兰惊喜地尖叫一声。

很少看到拿着恶性的病理结果，会这么开心的医务人员，差一点就没有额首称幸了。绒毛膜癌，妇产科专业的医生都知道，那是一个对化疗有良好反应的、治愈比例很高的恶性肿瘤，和一般肺癌的预后完全不一样。这是大概率的痊愈和大概率的死亡之间的天差地别。

我到新生儿监护室去看了看她的新生宝宝，羸弱的早产儿还没有多少皮下脂肪，像小猫一样大小，作举手投降状。插着胃管，戴着呼吸机。小脸皱巴巴，老气横秋地有几道抬头纹。不过，似乎已经比从手术室出来的时候长大了一些。

黄主任陪我一起看看暖箱内小小的婴儿，笑笑说："放心，他会长大的，长到比你还高，一米八，一百公斤。"他比划了个彪形肌肉男的形状，未来被他刷一下搞到那么遥远，两个人都哈哈笑了起来。

小云的未来，历经劫难，一步一步正在走向稳定。

3 天时间，我很少在家出现，我向老婆大人报告这几天来大起大落，大悲大喜的这个故事。谁知她听完，很淡然地问我："那，后来呢？"，她完全不明白这个病例中的那些"梗"。也没有半点像我一样起伏不定的感觉。呆了片刻，我想明白了，这是医生才有的感觉，只有医生才会明白那些贯穿着生涩的技术名词的焦灼、紧张、悲痛、惊喜和悲喜交集。

在那一刻，我们医院和这个产妇的家庭是一个命运共同体，大起大落、同喜同悲。那种感觉，只有医生知道。

读者留言　Li："那，后来呢？"现在我有点理解医生恋爱什么的，很多人找了同行。

墨颠：在地铁上看哭了，一般情况下这世界上这么努力想你活着的人，只有父母和医生吧。

290

666：我姐姐是手术室护士，那种生活，就是一个电话打来马上要去。有时候半夜把娃一个人锁在家里。

A燕子：特别感动，今天看了《人间世》，之前又看了《生门》，真的感觉做人不易，做女人更是不易，生女儿不易，做医生更是不易，生了个女儿做医生更是不易……原谅我激动得胡说八道。

燕萍：想说好多话，但是最终汇聚成一句，医生真伟大。尊敬、尊敬，我也希望我能成为一名伟大的医生，体验这种悲喜，但是，唉！分数不够。

王霞：在医院要相信医生，医生比哪个病人及病人家属都希望病人健康痊愈！我是刚顺产生的宝妈，我生孩子是半夜4点12分，因为宫口开的慢，医生陪着我熬夜，一会给我倒水一会陪我说话，让我放心！我看着好心疼！好感动！所以医生让我怎么配合我就全力配合，真心感谢给我接生的三位医生！生了孩子医生又第一时间让宝宝吸乳头，所以我的奶水也很好！原来我从没去过

医院，也看到很多医患纠纷，我想说在医生心里
都希望病人立马就好，痛苦不再有！看了文章，
虽没见过这群医生，但在这里又一次让我遇到了
有温度的医生。

时间路人：曾经因为怀孕三个月的时候肠梗阻腹
腔大出血，休克。肠子割了一米，我被救活了，
重症监护室待过一晚。当时我就想，有医生在不
会死，死了也能救活的，想起来真的是很感谢当
时的医生们，好多科室的医生，回家吃饭都被
"Call" 回来。感谢四川宜宾二医院的医生，14
天治愈出院，现在宝宝健康快乐！

创作谈

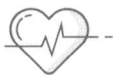

这个故事发生在嘉兴市妇幼保健院。妇幼保
健医院的抢救比一般综合性医院的要"大场
面"。为了一对母子的性命，片刻间医院各个部
门的负责人全部全速赶回医院各就各位。

一方面是因为妊娠相关的危重并发症：羊水
栓塞、产后大出血、子痫都是瞬间见分晓的危重
状态；一方面全家欢欢喜喜迎候新宝宝的情绪要
突然面对母子双亡的剧变，太突然；还有，围产
期保健的任务："降低产妇和新生儿的死亡率"

是政策的要求。所以，我去过几次妇幼保健院会诊危重病人，看到场面都会"哇噻"一下。

妇幼保健医院的专科性很强，遇到内科、外科的紧急抢救，经常会需要附近的综合性大医院派人前来增援。那种会诊是 MHT*：多医院协同的诊疗模式。往往是医务科长一个电话打来，要求专科医生放下手里的任何事，即刻出发前往增援。从医生的视角看到的产妇抢救，简直是集中全市的技术实力和资源，不计代价地投入医疗资源。

而从家属的这一边来看，是另外一番景象。年轻妈妈怀着宝宝，是家庭关怀的核心，今天前呼后拥地去产检，明天全家讨论将来吃什么奶粉、由谁来带。这种慢节奏的、幸福就在不远处的生活突然戛然而止，医生在抢救室外告诉家属：大小两条生命都有可能保不下来。那种当头一棒，没有面对过的人根本就不要提什么感同身受。

因此产妇急症死亡的病例经常在网上掀起轩然大波，一个家庭的破碎导致大量情绪在抢救的时候郁积、爆发，寻找发泄的出口。互联网上排山倒海的指责常常会让医疗无辜"躺枪"。医患关系在这类抢救中经常呈现"成王败寇"式的无情。

所以我要把公众看不到的产妇抢救场面亮出来给大家看，要把面对命运的无力感亮出来给大家看。这是人和命运之

* MHT，多医院会诊。

间的抗争，是渺小有限和势不可当之间的角力。事件就发生在近旁，事件中没有一个"林巧稚"这样的名医。小云、老童、黄医生、护士小兰……可能就是你的邻居、你的同学。"烟火气"十足的医疗场面，是属于凡人的职业精神。

老王之死

唯一的悲哀是：老王是一个意识清楚的人。
"让我死！"在漫长的时间里，老王不止一次
写过这三个字。

我是一个 ICU 医生。

最初在急诊室的时候，我已经劝过老王的家里人："别给
他插管了，要不就这样吧，反正二氧化碳已经高到引起肺性脑
病，既然昏迷了，也就没有什么痛苦，家里人就陪着他，让他
这么去了吧。"

老王是一个"老病号"——一到冬天就反反复复在呼吸科
住院，出院没几天又进来的那种"老慢支"病人。短暂的在家
的日子，也是吸着氧气的。走不动几步路，脸就憋得发紫。慢
性病进展到这个状态，正常的生活已经山穷水尽，没有痛苦的
死亡，是老年慢性疾病相对来说比较好的结局。

躺在急诊抢救室的床上，戴着氧气面罩的老王，已经没有
意识了，二氧化碳分压达到 110mmHg，呼吸反而不显得太费

力，黏稠的痰液堵在咽喉部位，发出令人胆战的粗糙的痰鸣音。这种状态可能会维持几个小时，也许几天。最终，老王会在昏迷中走向另外一个世界。

家属在抢救室门口紧张地商量、再商量……老王家是富裕的农村家庭，几个子女都挺孝顺的，以前一趟一趟送他来住院，都是前后簇拥着，今天你陪，明天我送饭，一幅人丁兴旺又关系融洽的子孙满堂景象。

"罗医生，我们还是插管……"老王的大儿子踌躇着来跟我说。他很犹豫，好像很对不起我的耐心劝告，虚心接受又拒不改正的样子。"那啥，孙子下个星期就结婚了，我们家现在想好好办个丧事都不成，所以就插了管，让老爸等了孙子的婚礼，再风风光光地去吧！"

我无奈地叹口气，半个多小时的劝说，算是白做了。于是让三个儿子在气管插管的告知书上签了字，进去准备操作。老王再醒过来的时候，已经是一天以后，躺在 ICU 的床上了。

呼吸机的作用，对这样的呼吸衰竭病人来说，是立竿见影的。在呼吸机的帮助下，老王体内的二氧化碳在一天内慢慢排出，下降到 60mmHg。高浓度氧气加上正压通气的结果是缺氧也明显改善。

老王在机器的支持下醒了过来。胃管、气管插管、导尿管、深静脉、双手束缚、全身赤裸盖着被子躺在陌生的床上，老王就是那个样子醒过来。骨瘦如柴的手，愤怒地拍拍床，表示自己的不满，插管后他说不出话来。插管的各种不适，可以用镇静药物和镇痛药物来减轻。

看到清醒后的老王如此难过，他的大儿子很难过地来要求："要不用点药，不要这么难受，不然他睁着眼睛看着我，就觉得很难过……"我叹一口气，把镇静药物的泵速加了加量，老王随即陷入昏睡状态，安静了下来。

这种状态，在一个 ICU 医生面前发生，已经有很多很多次，所以我也在插管的谈话中，详细地告诉过家属，插管不只是插了气管插管，而是一种很残酷的生活的开始。如果插管能够解决老王的呼吸衰竭，医生何乐而不为呢？但是慢性疾病的终末期，病情没有可逆性，坦白地说，这样的残酷没有回头路！但是无论怎样告知，很残酷的场景通常要真的发生了，才会感知这种切肤之痛。老王的儿子现在知道了，我前面说的场景都是真的。

最初的一个星期过去了，老王孙子的婚礼如期举行，几天后的一个下午，ICU 探视时间，那个小伙子带了他的新娘来看老王。明媚的红色套装，明媚的化妆出现在 ICU 病房内，是一抹难得的暖色。"爷爷！"新郎官喊着老王。"快叫一下爷爷，让他看看你。"他拽着新娘的手，要求她。

"爷爷。"新娘恐惧地看着床上骨瘦如柴的老人，活在呼吸机的支持下，活在管道的环绕下，垂老的生命看上去超出了大多数人能够耐受的范围，更何况，在周围都是这样的一个一个静默的生命：插着气管插管，连在呼吸机上，侧卧的身体很像母腹中的蜷曲，就像用脐带连着母体的胎儿。只不过，垂老的生命是在走向死亡。监护仪在周围发出嘟嘟的声音。大多数常来探视的家属已经对此习以为常。

"医生，能不能让他醒一醒？"新郎胆怯地要求着。老王忽然睁开眼睛，开始愤怒地拍床。他并没有昏迷，镇静剂也开始减量，只是连续生存在这个不知道白天还是黑夜的空间里，他的睡眠周期十分混乱，你不知道他什么时候会从静默中，突然陷入暴躁的挣扎。明媚的新娘退后一步，捂着嘴，逃出了 ICU 病房。

"我们还是做气管切开吧。"老王的大儿子在接下来的一天里签了字。家庭会议已经开过，在全家的集体决议后，老大全权代表了全家的意思签了字。

"气管切开不是这个手术本身有什么问题，而是这种生存状态要长时间维持下去了，你们想清楚了吗？"我再次加重了语气强调。

"钱不是太大问题，老爸新农合可以报销 65%。家里有好几家小厂，要说剩下的 35% 拿不出来的话，会给人笑话。""叔叔和舅舅都说了，要救，老爸没了，世上就没有老爸了，家里有经济条件，就不能看他这么过了。"

"过一个月，另一个孙子就从美国回来了，还没有机会见爷爷呢。"老大的理由，充分得不容置疑。经济宽裕，舆论压力和"时机不对"。老二和老三没有说话，频频点头。

"他会生活得很惨，不能吃、不能下床、不能说话。"我指了指不远处的一个病人，那是一个植物状态生存了一年多的卒中病人。

"家里都这样说，我们也已经商量过，就这样签字好了。"老王的大儿子畏惧地看一眼病床，快速在知情同意书上签了字。在ICU探视时间里进出了多少次之后，在他们几个眼中，这样的生存似乎也不是太难接受，毕竟别人也是那样活着。

我知道，老王在气管切开后，会在ICU内长期待下去，几个月，或者几年，一直待到再次感染、休克、肾衰竭，或者其他什么不能抗拒的并发症出来。身为一个成熟的医生，我知道怎么样和家属正常地交流，用最大的努力保证生命的质量。但是身为一个成熟的医生，我也知道，面对这样的家庭决议，医生是无能为力的。

我叹一口气，在这个复杂的人情社会里，死亡绝对不是一个人的事情，也绝对不是一家子的事情。非常理解这个家庭，因此更加为老王的状态而叹息，他注定要成为ICU内，一个"压床"的病人了。无声的问题只能愤懑地留在我自己的胸膛中：连死亡的时间都不能由老天来定？他现在活着，到底是为了什么？

气管切开后，老王就成为ICU内一个长期的成员。肺功能太差了，他必须24小时连着呼吸机，所以他的活动范围，就只能在床上。他不能讲话，因为套管的影响，吃东西也几乎不可能，胃管成为长期的管道，永远插在鼻孔里。曾经一度商量过胃造瘘的事情，但是给家庭的决议否定了。

每过2个小时，护士会给老王翻身和更换体位。不能不说，医疗技术是不可同日而语了，肠内营养、平衡内环境、加强护理。老王就在那个狭小的空间里，一天一天活下来。不止是长胖了，脸色红润了，压疮都没有一个。

每天下午，子女来探视的时候，都会说："哎呀！看着气色，比以前好得多了。"这是事实。高能营养液直接灌入空肠营养管，没有感情只有功能的肠道充分吸收热卡和营养素。呼吸机又帮助赢弱的肺排出体内的二氧化碳。这样的"维持治疗"对成熟的ICU医生来说，简单得要命：足够的热卡，足够的液体，稳定的内环境，预防院内感染。

唯一的悲哀是：老王是一个意识清楚的人。"让我死！"在漫长的时间里，老王不止一次写过这三个字。

"爸爸，你糊涂了，我们怎么做得出来？"最初儿子握着他的手规劝他要配合治疗。儿子们都是很孝顺的，每个下午都来看他，为他洗脚，剪指甲，剃胡子。这些由ICU的护工已经做过一遍的清洁工作，儿子们会为他仔仔细细地再做一遍。为一个老人做这些事，是需要一点耐力的。老化中的皮肤，满是皮屑和色素沉着，指甲粗厚弯曲，关节僵硬膨大。那不是为一个新生婴儿沐浴的喜悦感。

"让我死！"写不动也发不出声音的老王，用嘴型沉默地表达着强烈的意愿。有时候他会整天闭着眼睛，有时候又在床上暴怒地折腾到筋疲力尽。漫长的时间里，老王一家和我们的管床医生深入探讨过未来的问题，也开过包括舅舅、叔叔在内的"家族扩大会议"，不可谓不慎重，最后给医生的答复是：

"现在这个状态，硬拔掉呼吸机，我们是肯定做不出来的，治疗肯定要积极做下去的。"

"如果未来病情再加重，出现别的大问题，我们就不再折腾了，心肺复苏什么的，肯定是不做了。"

孙子从美国回来了、新年过去了、重孙子出生了……时间就那样一天一天地过去了。老王在漫长的时间里接受了命运，这个狭小的空间，是他生命的最后一站，他不能再看到阳光、不能尝到美味、不能走在草地上、不能哼出声音。

儿子们日复一日在下午来为他擦洗身体、洗脚、剪指甲。最初还和他聊聊，后来，默默地做，不管老王抗拒还是沉默。"罗医生，你们治疗得好，他眼下脸色这么好，一点褥疮也没有，我们有经济能力，总要让老爸多活一天是一天。"老王家的大儿子和 ICU 的医生、护士都很熟悉了，他经常夸护工老沈，还偷偷送包烟什么的。"但是我将来老了，一定不要这样。"他接着说。

我真是听不明白这样逻辑混乱的选择，只好含糊而客套地回应他。有一次，一个社工组织的志工要求到 ICU 来参加义务活动。我觉得她其实做不了很长时间，就勉为其难地让她坐在老王边上，帮忙开了收音机放段弹词开篇给病人听。弹词开篇还没有放完，她就走了，走的时候神情极其的紧张和难过。

"怎么了？"我问她。

"我觉得受不了，我以后可能不会来了。"那位志工头也不回地走了。

是！其实我也明白，在现实的环境下，中国人不愿意、不能够近距离面对临终和死亡。这不是她个人的问题。后来，当然老王还是走到了最后，一年零四个月之后，老王死了。

看见他被床单包裹着的枯瘦的身体，终于可以离开 ICU，我有种如释重负的感觉。他终于解脱了。在最后生存的一年零四个月，他过的是什么样的日子。有一阵子，医生除了查房，都不愿意靠近他的病床。

"让我死！""让我死！""让我死！"狰狞而痛苦的表情，干枯的嘴唇一直在无声地要求。

子孙满堂又关系融洽的一大家子人，在最后，庄严肃穆地一起送他去太平间。并没有人痛哭失声。"老王有福气啊！子孙满堂，又活到 89 岁的高寿，看到四代同堂。"护工老沈最后一次为老王清洁身体后，用单子遮住他恢复了平静的脸，用平车推着他出门。为了答谢老王儿子送过来的香烟，护工老沈客套地说了一句大实话。但神色间，我分明看到了老沈的言不由衷。

读者留言

冰冷的心：我孝了，我顺了，父亲走了，可是我的心到现在都不好受，快两个月了。我该怎么面对，母亲开始用管子输注营养液了……

500：转发，我母亲跟我说过同样的三个字。泪目！

麒麟龙：转发，一切皆是人之常情，他们只是为了不给自己留遗憾，不是单纯为老人着想，只是为了让自己心里过得去。中国的孝道啊！……

小刘232660727：放弃治疗也要勇气的，像我好多年都活在内疚里，觉得是自己签字放弃了爸爸的生命，你们明白吗？

小胖纸：别说有经济能力了，就是没有，也没有一个子女愿意放弃的，能陪一天是一天，能看一眼是一眼，不是为了面子，而是不想让最亲的人离开。

大圣：我的父亲，胰腺癌晚期，一年多的时间为我母亲做心理建设，让她能面对一切，还留下了书面材料，拒绝过度治疗，在4倍剂量也无法阻挡疼痛的时候，他走了。母亲比我想象的坚强，我也会像父亲一样去面对死亡。

冲锋熊：己所不欲，勿施于人，不敢看，一看就哭。

紫云英：临终关怀病房发展起来了没有，该发展

了，不会到我死的时候还要这样纠结吧，好
害怕。

小白：我说放弃，给一堆亲戚喷，不孝子一个，
扛了一年 8 个月，临走就 4 个人在身边，其他那
些正义凛然、能说会道的亲戚都不见了，我真后
悔签字做气管切开。

创作谈

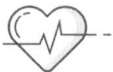

这篇《老王之死》被广州的一位电影人用最
小的成本拍成了短视频，在抖音上发。结果百万
点击量在短视频时代并不显眼，但是读者的一万
多条评论，发回了各种各样的悲痛欲绝，各种各
样对于生命终点的观点。这些观点，在我眼里不
能用对、错、是、非、好、坏来衡量，而是一边
倒地在投赞成票：在老龄时代来临的时候，善终
的问题该光明正大地讨论了。所以作为阅读量和
影响力而言，这可能是我写的最为成功的一篇
作品。

很多对医疗不太熟悉的人都有同样的疑问：
你们这些做抢救的医生，为什么不好好和家属谈
清楚？为什么要给这样的高龄病人用机器来维持
生命？

医生的回答是很明确的：没有足够的时间。气管插管作为一种抢救手段，只用在生命即将不能维系的时刻。这个医疗决策要在转瞬间做出，耽搁片刻病人就会死亡。很多急性病变的病人比如：电击、溺水、外伤都是依靠这样的器官维持手段活了下来。医生从不希望把这样手段用在慢性疾病即将临终的病人身上。但是如果家属犹豫不决，或者坚持要继续治疗，现有的法律下，医生没有权利拒绝。

急性疾病有机会好转，慢性病却是身体逐渐枯竭的过程，这个过程大众都理解，中国文化下的特有现象是：老年人即使久病缠身，子女也不会在老人面前光明正大地询问老人对死亡的看法。中国的子女也很少公开坦然地讨论父母临终时刻需要做的准备。所以，我看到悲哀的现状是：很多家庭在老人进入 ICU 抢救的时候，才在 ICU 门外第一次讨论如何面对死亡。在气管插管抢救已经迫在眉睫时，才开始召集所有的家庭成员到医院统一各自的意见。这时候病人本人已经无法参与其中。

对于善终的观点，我写过很多文章来阐述，综合起来两句话：尊重本人意愿；己所不欲勿施于人。

尊重本人意愿很好理解，但是并不好做。文化传统决定了，国人回避向老人谈病、谈死。有些老人自己想说，子女也不接招。而且老年是一个非常漫长的过程，70 岁时十分健康的他对人生的看法不能代表 85 岁时体衰时的看法。人总在变，法律保护的是公民此刻的生命权利。

己所不欲勿施于人，就是当病人本人已经丧失主观意愿，家属应有的态度。死亡是个确定性的终点，未来的某个时刻，你能接受自己的状态，应当作为此刻的参照。不然，即使是孝、即使是爱，里面多少有碍于脸面、碍于舆论等不纯粹的成分在。

那些用机器维持着生命的老人，让公众对重症监护室产生了很多误解，事实上需要用机器维持生命的是器官功能可逆、疾病会出现转机、能够回归社会正常生活的急性病人。重症医学为这些病人创造了生命的奇迹，这是急救这个专业存在的意义和价值。当我第一次在北京大学叙事医学会议上讲起慢性病人的"压床"现象时，很多观众的表情是震惊的。这说明很多人还不知道，没有思考过。我在故事中写到的那个仓皇逃走的志愿者，真实地存在。当老王就在她眼前的时候，她选择逃避。

我觉得"紫云英"读者的观点很有价值：安宁疗护该发展了，临终关怀该发展了，我知道死亡最终一定会来临，但是不希望这样的纠结和痛苦在彼时由自己来亲尝苦果。

我们都该做点什么，我们都可以做点什么！

《老王之死》
视频

生死接力赛

ICU 医生都知道，这种用"人肉"方式死磕数据，在"做"与"不做"的决策之间动摇、徘徊、纠结的状态最是磨人。

　　我是一个心内科医生。

　　跑急诊是我们心内科医生的一种生活状态，接到"胸痛中心启动"的电话通知，不管是在食堂吃饭吃到一半，还是在病房开医嘱，抑或在厕所"用功"……都会立刻跳起来，用最快的速度跑到急诊。住院部大门口的门卫老黄看见我从楼梯上飞奔而来，慢悠悠地笑话我："又跑急诊啊！加油，减减肥，跑得还能快一点。"

　　没空搭理这聒噪的小老头，我按住脖子上的听诊器和白大褂口袋里要蹦出来的笔，像运动员冲刺一样，跑进急诊室大门，分诊预检的护士看一眼电子钟说："14 分半"并迅速在流程单上记录时间。

　　老徐坐在抢救室的床上，整个人蜷曲起来，抱着胸口，4

月的天春寒料峭，他的额头上冒着明显的汗珠。那种痛和紧张的状态，是典型的急性心肌梗死的表现。

"57 岁，胸痛 20 分钟，现在血压 144／100 毫米汞柱，心电图在这里。"急诊科医生把心电图递给我。V1～V5 导联有非常典型的 ST 段弓背向上抬高。心电图机十分聪明，自动读取后，打印的诊断是"前壁心肌梗死急性期"。

"需要先嚼服阿司匹林吗？"急诊科医生问我。准备好的一包口服药拿在手里，凑过来和我一起看心电图。

急诊室的两个护士手脚麻利地开通静脉，准备外出检查的抢救箱和除颤仪……我环视一下，做急诊经皮冠状动脉介入（PCI）准备工作已经八九不离十，离胸痛中心启动才不过 20 分钟时间，算得上十分高效。

"通知导管室到位，我去谈话。"我清点了一下需要签字的告知书。

老徐三口两口把药吞下去，烦躁地换一个坐姿，仍然蜷着身子靠在抢救床上。他常年日晒雨淋的脸泛着赭红色的油光，体格强壮，因为心肌梗死症状非常典型，如果按胸痛中心流程顺利完成接下来的 PCI 手术，他生命状态的红色警报就能安然解除。

本地处于丘陵地带，交通不甚方便。以前类似这样的病人大多要送到几十公里外的市第一医院，几个小时路途对心肌梗死病人而言，是天壤之别，早一分钟开通冠脉，就意味着多一分心肌恢复的可能，也或者老天根本就不让你等这一点点时间，在转运路上就发生致死性的心律失常。

当我们七手八脚推着床到导管室的时候，还不知道，接下来迎接我们的，会是这样一场疾风暴雨。

去导管室的路上，我和老徐的儿子走在最后，一路走，我继续告知病情的风险。发病才几十分钟，小徐对心肌梗死这4个字的感觉仍仅停留在纸面上，丝毫察觉不到死神阴森的目光就在附近。

"身体一直蛮好的，上午还在仓库里拆机器……不，没有脂肪肝……"老徐的老婆拿着手机给单位里发微信请假，一边用手拂开花园里飘过的柳絮，神色并不紧张。

"唉！室速、室速！"突然听到护士大喊一声，反应迅速地刹那间开始胸前区按压。

转运监护仪上，惊涛骇浪的一连串正弦波很快消失，变成了混乱抖动的室颤波。老徐在床上抽了几下，两眼上翻突然晕厥过去。还没到导管室门口，致命的心律失常就开始了。

"除颤！快、快……"七手八脚把平车推进导管室，立刻开始抢救、除颤。

病人粗壮的身体在200焦耳电流的冲击下，重重震动了一下。接着是持续的胸外心脏按压。吓蒙的家属站在导管室门口，过了好一会儿，听到老徐老婆惊慌失措的尖叫声从门口传来。

两分钟一个轮替的胸外心脏按压一个循环又一个循环地进行下去。心电监护上的曲线抖一会儿，变成一条直线。气管插管、除颤、按压、推肾上腺素……没注意是什么时候，抢救的援兵陆陆续续都来了，我们县城的小医院，总共没多少人，急诊科、ICU、麻醉科、能抢救的高年资医生都赶来看看有没有机会帮忙。

"胺碘酮 150 毫克，静推！"

"200 焦，非同步，第三次！准备……开始！"

"准备……换手……"

半个小时过去了，监护仪上横亘着让人绝望的一条直线。汗水从背脊上小溪一样淌下来，一直流到腰际。老徐的老婆高一声低一声地哭叫，变了调的声音在门口隐隐约约地传来："救救他，救救他，他刚才还和我说话的……"

一个小时……8 次除颤……伴随着监护仪"哒、哒、哒……"有节奏的声音，风暴一样的心律失常终于过去了！

"PCI 还做不做？"满脸油光的 ICU 杨主任叉着腰检视微泵的走速。微泵一导一导地垒起来，去甲肾上腺素推的剂量非常大，失去了前壁血液供应的心脏，现在颤颤巍巍地在勉强运行着。气管插管连着呼吸机，胸腔一起一伏。昏迷的老徐，一张静默的脸，不知道一帮医生对着他，踌躇纠结。

做还是不做？是一个艰难的医疗决策。面对胸痛中心成立两年来最重的心肌梗死病人，众多迹象指向了即使做，病人也有可能死在后续的众多并发症，比如恶性心律失常、低心排综合征、多脏器功能衰竭、脑功能不可逆损害……更糟糕的情况是死在做 PCI 的过程中！

"做的时候还有可能再停。"黄主任习惯性地摸摸股动脉搏动，确认穿刺点。他是大学附属医院支援我们医院的心内科专家，驻守协助我们胸痛中心已经 1 年多，看得出来，他很犹豫。

我反手把自己铅衣的扣袢黏好，十几公斤的铅衣，在刚刚剧烈活动完的身上，浸透汗水的刷手服紧紧贴着身体。和他配合做 PCI 已经有段时日，有心意相通的默契。

"低心排、急性肾衰竭，这些都跑不了，但是堵塞的血管不做通的话，什么抢救都没有用。"ICU 医生对治疗的决策经常神经比我们都"大条"。

"家属很坚决，经济条件上还可以。"一直负责谈话的急诊科主任插了一句。

"血管做通了，可以争取用 ECMO 支持一下。"黄主任犹豫片刻之后，下定了决心，用征询的眼光望向我。

很多很多次令人绝望的心肺复苏蓦然从记忆远处涌来，那种漆黑一片连到无边无际远方的绝望，是因为你根本没有 PCI 技术去挽回，再努力按压和除颤都不会有结果。但是这次，漆黑一片的远处似乎还有微光在闪烁。

我点一点头，旁边的 ICU 杨主任立刻说："我马上联系 ECMO 团队。"

请求支援、等待转运，这是一条可行而危险的路，像风雪中、悬崖边的羊肠小道，不知道能不能走通。

我们医院没有做过 ECMO，我们医院也没有做过这么重的心肌梗死病人，PCI 和 ECMO 这样坚持做下去，时间在累积、费用在累积，客观上就是把所有不确定带来的风险和压力，统统扛在自己肩膀上。

如果失败了，能不能得到病人家属的理解，完全不能预测。

4 个大汗淋漓的男人叉着腰，围着商量，像中场休息时的球队商量下半场的战术策略。三言两语间，为这静默的生命，作了一个事关生死的决策。

"不管怎么样，拜托了！请做下去！"小徐用手撑着墙，仿佛用尽全身的力气般对我们说。

3 根冠脉中，前降支近端堵塞，抽吸血栓，钢丝轻巧地通过，接着置入支架把狭窄的血管撑开。再次注入造影剂，随着心跳，堵塞的血管重新显影。短暂的再灌注心律失常过后，没有发生停跳。

我和黄主任看到屏幕上已经再通的血管，不由自主地互望一眼，为这阶段性的成果，无声地相互鼓励一下。两个多小时紧张的抢救，时间在无知无觉中倏然而过，浑然未觉疲劳……

病人从导管室转移到 ICU 的时候，已是晚上 7 点，我瘫坐在 ICU 办公室的椅子里，才感到两条腿发软，蓝色的刷手衣冰凉稀湿地贴在身上。

紧急赶来救援的大学附属医院的 ECMO 团队，带着机器一路狂奔而来，处于随时待命状态，像等待接棒的运动员。用大剂量药物支持的脆弱的心脏，所有监测数据都行走在"悬崖峭壁"的边缘……

眼下是属于 ICU 医生的艰难决策：立刻上 ECMO 还是等待若干时间？

几位 ICU 医生围在床边调呼吸机和血管活性药，查血气分析。"刚做完 PCI，现在上机，对冠脉血流肯定是没有太多好处。"ECMO 的队长，提出自己的意见："不过好在你们已经把血管做通了，通了就有希望！可以再观察一会儿，就是这个尺度很难把握啊！"他仔细看了看导管记录的视频。

ECMO 上机对于他们来说，很快很容易，只是等这个刚刚好的时机，很难。

短暂的心律失常数据仍然闪现在心电监护仪上，一波一波划过，密密麻麻地记录在大监护单上，让人心有余悸。ICU 杨主任对照着多次血气分析结果，在繁复的数据里看细微变化，进行实时判断。

ICU 医生都知道，这种用"人肉"方式死磕数据，在"做"与"不做"的决策之间动摇、徘徊、纠结的状态最是磨人。但是为这颗随时会停搏的心脏找到最佳治疗方案根本就没有别的办法，只有在悬而未决中等待这个刚刚好的时机，从而最终达成一致。

运转 CRRT、调整血流动力学……纠结的决策在不确定中度过了漫长而艰苦的夜晚。

待到判断符合条件上 ECMO 的时候，已是第二天中午，轻微的嗡嗡声中，离心泵开始运转，血压稳定，尿量增多。

天罗地网般的机器和管道围着老徐，家属在病床 2 米开外安静而又惶恐地望着由呼吸机、CRRT 机、ECMO 这些大大小小机器支撑着的生命，不知是生怕惊扰了病人还是干扰了机器的运转。

紧接着，病人在 ECMO 的辅助下转往大学附属医院的 ICU，继续下一个阶段的治疗。为了提高生存率，必须相信我们的队友。

把病人送上救护车，我和 ICU 的杨主任难兄难弟般拍拍肩膀。小徐面色黯淡地跑过来抱住我的肩膀摇一摇，说："无论如何，谢谢你们。"阴郁和焦虑布满了他那张年轻的脸，眼睛里尽是血丝。

镇静剂维护下的老徐，浑然不知多少双眼睛为他盯了整个通宵。很少有人知道，从漆黑一片的子夜到天光由墨蓝转为浅蓝，是什么滋味。

多雨的春天，在这个中午，难得地露出了阳光，淡红的樱花瓣絮絮地飘落，空气中都是植物和泥土的芬芳。

"这是我们医院做胸痛中心以来最难的一个了，可惜 ECMO 不能在我们这里做！"杨略带遗憾，转而又会心一笑："转走了，虽然没那么带劲，但他活下来的机会又大了一分。"他望了望山峦起伏连绵的地平线，带着一脸隔夜的疲态，那是彻夜守在床边留下的洗不干净的阴霾。

"不要说早 5 年，他如果去年发病，也肯定没得救了！"我抬头看一看"胸痛中心"巨大的显示牌，对这几年"跑急诊"颇为感慨。

这是我们掐着秒表"跑急诊"的意义。这也是大学附属医院派专家来"下沉"支援我们医院的意义。

10 天后，消息从大学附属医院传来："老徐 ECMO 撤机已经两天，今天气管插管也拔掉了，心脏功能稳定。"

微信传过来的照片，是老徐的手，手指上的氧饱和度夹并没有除下，做了一个胜利的手势。ICU 杨主任立刻把消息发到了"胸痛中心"的微信群里，ECMO 经验成熟的团队果然帮助老徐安然渡过险境了。

群里翻腾着各种激动的表情包。"耶！"大嘴猴放了个礼花。"耶！"加菲猫露出夸张的笑脸举杯。"耶！"机器猫翻了个前滚翻。

急诊室的医生、导管室的护士、院前急救的随车医生……各自欢腾庆贺。这个漫长的接力赛，每个人都尽了力。

接到消息的我，正从住院部大门口经过，耶！耶！我向慢悠悠的门卫老黄做了个夸张的欢呼表情，不明所以的老黄问："今天不用掐着表跑步？""啊哈！前两天我们跑了个接力，拿了冠军。"我十分得意地告诉老黄。

漫天新雪般的柳絮，在春日濡湿的空气中飞舞，有他这样的成功垫底，未来，我会有勇气面对更难的和更重的病人，像戍边的战士一样，守卫我们这个位置偏僻的县医院的胸痛中心。

守好第一关，才能让我们的队友有机会迎接最后的冲刺和胜利！

病人老徐的面容在我印象中已经淡去，痊愈后的他不会留下那天惊心动魄记忆（镇静药物的顺性遗忘作用），即使见面我们也不再认识。但是不要紧，只要他能活在这个美好的世间，对于我来说已经足够了！

日全食：记得曾经有过家属在导管室外踢门的新闻，这个病人要是死在导管室，估计得来个几百人围观，这个医院的胸痛中心就废了。

樱花 balabala：我的医生老公，我打电话给他之前，总要先发个微信问问，现在可以接电话吗？他这个人，生活质量堪忧，看门诊不接电话……做手术不接电话……上夜班正在补觉不接电话……学术会议中不接电话……医生都是这个德行的吗？可恨的是在手术台上，甜美的护士妹妹声音接听："喂，杨医生在忙，请他稍后回您电话。"

桂圆炖蛋：有一天我陪外婆在急诊室里看病，看见一个个子只有一米五的女医生跑来跑去跑来跑去，整晚都在抢救室里穿梭，对着几个大个子酒鬼还胆气很壮的样子，我就在想仔细看看胸牌，确认一下她是不是传说中的罗震中（编者注：就是作者曾做的笔名）。

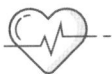

这个案例是浙江大学医学院附属第一医院的心内科黄朝阳医生，在去浦江县医院支援医联体时处理的一个高危病人的真实案例，的确是部惊险大片的好素材。

我是个高年资医生，却是一个初窥写作门径的入门学习型写手，一开始写的故事都是竭尽所能地去表达病例，起承转合极致关注自我，像一个新演员在舞台中间的独舞，还没有懂得去调动观众的情感，让观众达到情感的共鸣。

后来我慢慢知道了一些诀窍，比如说：人眼有一个先天缺陷，只有黄斑附近区域聚集了高分辨的视觉细胞，导致阅读的时候，眼睛需要不断移动，以不匀速的方式前进，所以我们是跳着读的。为了更精准的命中读者的注意力，短句有力，是非常重要的写法。

后来我知道，人的注意力不会每时每刻都集中，信息量太密集，大脑会累，所以需要加入一些"不太有用"的部分，技术性的"灌水"好莱坞大片常用，在开场几分钟的时候有一个小高潮，小高潮过后，航拍的风景和时尚的街道带来片刻的松弛，那是为了下一个高潮更加吸引人。

所以在描述这个故事的时候，我就开始把医生日常工作那些烟火气十足的细节加进去了，你知道啃着大排收到急会诊通知的感觉可很不好，"急"会诊意味着 10 分钟之内，必须到位。你知道，最初与家属的交流都还没有结束，就要冲上去心肺复苏的味道也很不好，一般人的脑子都还没有警觉起来，调校成防御的状态，生死的选择就晾在眼前了。但这种状态和春风中柳絮飘舞的风景伴行着、交叉着。

每个医院门口都有一个多管闲事的看门老头，每个急诊室里都有随时记录着 D2B* 时间的护士。每个胸痛中心的医生，在做痛苦的决策时，都会联想到某些新闻事件中的前因后果。

在那一个一个艰苦夜班里，医生通常都是理想主义战士，不计个人得失地付出，思想状态简单得惊人。但是若没有那种天真理想，时时顾虑着各种利益纠葛，必定无以抵抗医疗不确定性带来的重压。心思越简单，就越能抗住重压。

与所有亲爱的 ICU 医生共勉，与所有亲爱的医生共勉，与所有肩负使命、随时 "On Call" 的理想主义战士共勉。

---

* D2B，患者入院至球囊扩张的时间。

附录

重症监护室里的医学与技术

气管插管：把导管通过口腔，经过声门，插入气管的有创操作，目的是通畅呼吸道，连接呼吸机，给病人持续的人工通气维护呼吸功能。

机械通气：呼吸机通过气管插管连接病人的气管，模拟正常的呼吸，给病人的肺泡通气，并且改善氧合，气管插管和机械通气技术是为呼吸衰竭的病人维护生命的重要支持技术，也是危重症治疗的技术基础。

深静脉穿刺：在病人的锁骨下、颈静脉、股静脉等大的静脉留置静脉内导管的技术，目的是 1. 快速输注较多液体；2. 维持稳定的药物输注速度；3. 能够输注渗透压高的液体如静脉营养液；4. 连接测压装置后可以间接监测心脏功能和液体负荷。

中心静脉压测定：在深静脉留置管后端连接压力传感装置，用以连续监测病人中心静脉靠近右心房附近的压力，间接体现病人身体对输液治疗的反应。深静脉穿刺和中心静脉压力测定技术，是危重病人循环监测和液体治疗的技术基础，也是 ICU 的入门基础技术之一。

连续性血液净化技术（CRRT）：通过血管内导管把病人体内的血液引入滤器，缓慢清除水及溶质的一种治疗技术，用来替代肾脏功能。血液净化技术，是包括血液滤过、血液透析、血浆置换、血液灌流等多种技术的总称，每项技术适用不同疾病或者不同疾病状态的病人。可以单独使用也可以组合。

肠内营养：给不能自主进食的病人经过口腔留置胃管或者空肠管，从管道内灌注营养液，以提供维持生命所需求的热卡和营养素。

肠外营养：给胃肠功能暂时丧失的病人从静脉输注营养液，以维持生命所需求的热卡和各种营养素。

镇静镇痛：给危重病人的静脉内持续泵注止痛和麻醉的药物，以减少有创的抢救措施给病人带来的疼痛和恐惧，减少无法入睡和心理应激状态。

重症超声技术：由 ICU 医生而不是超声科医生在床边，对危重病人进行超声探测指导治疗，目的不是单个疾病的诊断，而是监测病人对治疗的动态反应和变化，随时调整治疗方向。

创伤 FAST 检查：由急诊或 ICU 医生对多发外伤的病人进行紧急超声检查，内容简单明了，只需查明有无胸腔、心包、腹腔有无快速出血，用于紧急手术的决策。

气管切开术：用穿刺或者手术切开颈段气管，置入长期的气管导管。目的是建立长期的气管通路，通畅气道排出痰液和连接呼吸机。与气管插管相比，适用于长期需要呼吸机或者失去咳痰能力的慢性病人。

体外膜肺氧合（ECMO）：用血管通路，把病人的血液连接到人工膜肺和离心泵，使病人的血液在人工条件下获得氧气和动力，用以代替肺和心脏的功能。ECMO 技术可以支持心脏停跳和肺失去通气换气功能的病人存活一段时间，因此被称为生命支持技术的"终极武器"。

DNR 拒绝心肺复苏：由病人或者家属事先签订预先的、明确的意愿，要求医生在病人心脏停跳或呼吸停止时不进行急救，也被叫做"尊严死"。常用于肿瘤、慢性疾病终末状态的治疗选择。

CTA：是非创伤性血管成像技术。显影剂被注入血管里，然后为病人做CT 扫描，因为 X 光线不能透过显影剂，血管造影利用这一特征，通过显影剂在 X 光下所显示的影像来诊断血管的疾病。检查的过程和普通CT 相差不大，合理的后期处理，可以清晰显示全身各部位血管的细节，有专门诊断冠心病的冠脉 CTA，专门诊断肺栓塞的肺动脉 CTA，等等。

血气分析：抽取病人的动脉血，应用血气分析仪，测定人体血液的 H+ 浓度和溶解在血液中的气体（主要指 CO_2、O_2），来了解人体呼吸功能与酸碱平衡状态的一种手段，它能直接反映肺换气功能及其酸碱平衡状态。血气分析是 ICU 内最重要的床边检验之一，病情不稳定的病人需要短时间内重复检查，观察身体对治疗的各种反应。

PICCO 技术：为病人放置中心静脉导管和动脉导管，利用经肺热稀释技术和脉搏波型轮廓分析技术，获得病人全身循环和微循环的众多参数，经过动态的连续的评估，进一步加强血液动力监测和容量管理。是 ICU 医生为病人评估循环功能的"金指标"。常被用于感染性休克、心源性休克等危重疾病状态。获得的参数就像航行的仪表盘。

急性呼吸窘迫综合征（ARDS）：由于休克、感染或创伤等原因，导致直接或间接肺损伤，以低氧血症、呼吸衰竭为主要特征的临床综合征，具有高发病率、高致死率。在甲流、地震、新冠等危重病人中常见，严重的致命性打击都会损伤病人的肺部，造成临床表现很相似的肺部表现。

急性肾损伤（AKI）：急性肾损伤是一组临床综合征，是指在各种疾病因素下突发的肾功能突然下降，表现为氮质血症、水电解质和酸碱平衡以及全身各系统症状，通常有少尿和无尿。肾脏是人体的重要器官，严重创伤、严重感染、中毒等众多情况都可以直接或者间接影响到肾脏。在甲流、外伤、新冠等危重病人中常见。

脑死亡：是全脑包括脑干功能的不可逆中止，无论何种医疗办法都无法挽回患者的生命。脑死亡病人在现代生命支持技术下，可在呼吸机支持的情况下继续维持心脏跳动数天到数月之久。脑死亡有别于"植物人"。"植物人"昏迷只是由于大脑皮层受到严重损害或处于抑制状态，患者有自主呼吸和脑干反应；而脑死亡是无自主呼吸，而且是永久、不可逆性的丧失自主呼吸功能。

访谈

殳儆：思变中的暗夜行者

ICU 医生殳儆，大部分时间活在战备状态。床头准备一套运动衣，随时准备 3 分钟出门。手机是真正的"手雷"，不敢不接，不敢静音。无数次做梦，以为睁开眼看见的就是报警的监护仪、整排的微泵、护士递过来的早上第一拨血气分析化验单。

1 米 58 的个头，天生娃娃脸，马尾随意地梳在脑后，却自带威严：眉头爱往中间蹙，眼神利如刀锋。和人初见，两三下便如拍 X 线片，审视和判断对方的智商与能力。同行时，要疾走才能跟上她的脚步。

在殳儆的手机里，始终保存着一张照片：冯莉康复后，安静地坐在病床上。在《医述：重症监护室里的故事》一书中，主人公罗震中医生（殳儆的笔名）用瑞士军刀挽救了气胸的甲流孕妇冯莉，也让另外几名隔离区中的危重病人转危为安，她和团队因此成名。

在她前 20 年职业生涯里，精进的业务让她站在浙江嘉兴 ICU 医生的顶尖之列，刚直骄纵的个性既让她出了风头，也带来了一些人际危机。在微博、微信、医学平台的写作，最终集结成书，她不仅初步完成了为医生群体发声的使命，也从目前的成功里窥到了未来的更多可能。

"看过电影《移动的迷宫》吗？诡异的迷宫，丧生的同伴，让多少人心生怯意，但总有人习惯于从暗夜奔向希望，总有人要去做这样的行者，去冒险，走在无人走过的小径上，经历无人知晓的危险和刺激，追寻希望。"

这个春天，殳儆也处在了职业旅程的迷径里。

"胃里的蝴蝶"

因为看不到医生的脸庞，有病人把重症科医生叫做"蒙面天使"；殳儆更习惯把自己和同事称作"暗夜行者"——台风、地震、病毒、事故，什么事情都会碰上。这是一个总需要在半夜里飞车去医院的岗位，去应急，去救命。

殳儆的得意弟子沈鹏，微信 ID 是 I see U（我看着你）：对待接收的危重病人，"看"即监护，是最重要的一方面。目不转睛地盯着监护仪，是所有 ICU 医生和护士的日常功课。

"如果把医生比作运动员，外科、骨科医生是跑 100 米的，重症这个专业就像跑马拉松的，不过，我们是抢救的时候陪着外科、骨科跑百米，下了手术台，病人送进 ICU 监护，我们继续跑马拉松。要等到病人安全离开 ICU，马拉松才结束。"殳儆说。

她用"种花"来形容监护过程。"危重病人能够稳定需要关注三件大事：'浇水'，水、电解质保证平衡；'施肥'，适当的营养补充；'抓虫'，评估全身炎症状态。"

病情在任何一个晨昏都可能变化。无论此刻维护得多好，一个（日／夜）班的出入量，电解质没有调整好，第二天查房时就已经面目全非。

那种时时刻刻无法安心的感觉，像一脚深一脚浅地在跋涉。殳儆说，英语书里有个句子叫 butterfly in stomachs（形容人心里七上八下，直译为"胃里有只蝴蝶"），正是如此。

技术和情商，就在这种百爪挠心的焦虑里一点点提升。

一位 50 岁的修理工，从 3 米高的梯子上不慎掉落。在三维重建的 CT 片上，病人的脊柱移位得如同一根斜向断裂的柱子，必须尽快处理——脊髓压迫超过 6 个小时人就会截瘫，终生无法恢复。

做不做脊髓减压手术？这是外科大夫摆在殳儆面前的难题。

术前评估考验的是 ICU 医生的综合权衡能力。如若保守到底，是治疗上的不功不过，病人可能会醒，但是终身截瘫的痛苦在未来将成定局。

外伤后 5 个小时复查 CT，显示脑内出血稳定，水肿没有继续加重。殳儆示意，可以动手术。

"有的医生讨论病情，往往为了稳妥，说得很模糊。她不怕，敢说。"殳儆的老搭档、经验老到的骨科大夫赵凯说。

一个患病毒性脑炎的青年，入院几小时后就开始剧烈抽搐。"像电流通过身体一样，手、脚、面肌，轮番交替，有时是全身一起抽，整日整夜地抽。"安定、咪达唑仑、丙泊酚、丙戊酸钠，一支又一支，维持后继续加负荷量。药剂科连连告急：

"ICU 在干什么？安定针剂 400 支，已经两次给你们用断货了！"

整整三个星期的日夜不停剧烈抽搐，连不明就里、还想和医生掐架的病人堂兄都受不了了，几天后不敢来探视。围在青年身边的，只有不停垂泪的老父老母。

抗癫痫药物逐渐轮替，做了 3 次腰椎穿刺，做了 3 次 MRI（磁共振成像）。到第 4 个星期，病人竟然真从混沌中醒了过来。

"如果知道结果会是这样，对医生对家属，整个过程都还要好忍耐得多。"事后殳儆感叹。只是，谁又敢确定，一定能迎来这样的结果呢？

艰难、漫长、充满挫折感，才是 ICU 医生的日常生活。达到极限状态下的伙伴，会始终把视线投注到殳儆身上，希望在她身上借一点勇气和信心。

蒙面天使

常"借力"给同伴的殳儆，本不像今天这样强悍。只想着做好一个医生，单纯，不操心。

2009 年的 H1N1 彻底改变了她。

那一年，甲流导致死亡的新闻已经在嘉兴市蔓延。清凉泻火功能的中成药全都炙手可热，本地八角茴香和南湖香醋的价格成倍翻涨。在离嘉兴第一医院大本营 3 公里远的南城荒郊野外，35 岁的殳儆受命驻扎，一待一个月。

首要任务是把一幢从非典开始就闲置的简易平房，改造成重症监护病房。人力、物力奇缺，她戏称留守团队是"孤岛中的鲁滨孙"。

医疗物资和垃圾搬运工都不愿靠近"烈性传染病"隔离区，医生体力活猛增。没有一插即用的墙式氧气接头，需要旋转阀门，徒手更换比人还高的氧气瓶。X线机器闲置在病房5年，锈迹斑驳，不方便调放射科医生来，只能现学现用。老房子屡屡电路跳闸，自己绕电线，固定插座，建立一路备用电路。她打印出电路应急方案，教其他人使用。

事隔10年，再问起嘉兴市第一医院ICU副主任朱建刚（殳儆第一部作品《医述：重症监护室里的故事》前半部中的方宇原型）对当时的印象，很多事都模糊了。"那时我还是个低年资医生。反正我有事就问她，大事都她扛着。"他笑笑。

但孕妇冯莉的事例，谁也忘不了。

当时冯莉缺氧和肺水肿到达极限，粉红色的痰液喷得呼吸机管道全是。凭学习过的文献里提到的"俯卧位呼吸可以改善肺泡通气"，殳儆第一次尝试这个方法，拖住病情。后来发生了危及生命的气胸，消毒包到期，她拿瑞士军刀泡碘伏做了胸腔闭式引流。在经历了气胸这样的坏结果后，肺内的炎症悄然好转，呼吸机PEEP（呼气末正压）数值也降了下来，病人逐渐转危为安。

此前，在甲流隔离病区里，医生和护士都严格恪守防护规范，隔着N95口罩。出院的这一天，才是医患两个人的第一次见面。书中另一个孕妇朱慧抓住罗震中的手臂："罗医生，你让我看一看你的脸。我还没有见过你。"待后者揭下口罩，朱慧说出了一句："你是蒙面的天使。"

但对殳儆，那一个月，却像是青年时代的结束。甲流之前，"反正有人罩着，摆平麻烦抵挡枪林弹雨"；那之后，升为ICU副主任的她要开始为团队谋划，做冲在前头的那一个，"被迫"成长。

陷在齿轮里

殳儆理想中的ICU应该有4个功能分区：高治疗强度、全封闭的五到八张床；低治疗强度、仍需脏器支持、允许一个家属陪伴的开放区域，且这个区域中的独立房间可以让放弃有创治疗的病人在家人陪伴下离开；不需脏器支持的ICU后病房，让治疗连续。"这样床位数量有缓冲，人力资源可借助家属，人文关怀更多。"

但现实骨感而残酷。入行时，没有一本有关重症医学的中文教材。殳儆参加的正高职称考试，直到考试当年才新增了这个科目。在这个"晚熟"专业，一个称职的医生需要10年成长期，抗压心态更需要天赋。急救医学天然艰苦，注定会有突发事件频繁打乱正常生活。还不算避不开的用药质量把控、行政会议、科研和晋升、医疗纠纷和引起的官司，统统要占据精力。

她常常"一夜不睡，十夜不醒"，疲倦是脸上永远的底色：双眼干涩，颈椎肩膀酸痛，眩晕症、口腔溃疡终年发个不停，血压也经常处于临界状态。

"两个仙人球同时买来。家里的那个饱满墨绿，放在科室窗台上的这个要憔悴得多，可能，听了太多的监护仪报警，整天生活在哭声和紧张里，植物情绪欠佳，也不容易长得好。有生命力的细胞都会有情绪。"工作烦闷，她渐渐养成了拔仙人球刺的习惯。一根，两根，办公室的仙人球眼见半秃了。

一次开会时，她瞄了对面的急诊科医生一眼，便明白对方是同道中人。"眼睛是睁不开的，整个脸上的脸纹都往下。他是6天上两个通宵夜班，只有一天半的休息，他所有的生活全部陷在齿轮里，这个齿轮就是6天走一格。我看见他就明白了，其实当时我的生活也是这样的，就陷在格子里面，怎么样也走不出来的。"

她的背部、脖子上曾经有数道抓痕，后来发展成神经皮炎。时过境迁，但那些伤痕终究还在某个角落，难以磨灭。

好几年前的一个深夜，沈鹏处理一名重症肺炎患者，呼叫爻徽。入院时，这个41岁的女病人还能对答，神志清楚，只是因为氧饱和度略低，呼吸科床位已满，就收到了ICU。但很快，无创呼吸机也维持不住，凌晨时，做了气管插管，机械通气。做了肺复张后，爻徽和沈鹏穷尽各种手段，都无法改善她肺内的渗出和血压。

早晨7点，病人死亡。

三四十个家属围在医务科和病房，哭闹，叫骂，抓头发，上拳头。很快，爻徽的衣服从肩膀到背上撕得稀烂，白色的T恤上渗出血印。沈鹏眉弓上挨了拳头，眼镜被打歪，手表带被扯断。

事后医学会鉴定医生方无过错，但家属不同意尸检。几个月之后，H7N9甲型流感（禽流感）病毒被证实——初期，该病毒引起的重症肺炎死亡率接近100%。

看到H7N9引起的影像学改变，殳儆和沈鹏都不约而同想到那个紧张而后混乱的夜晚。"是这个病毒（导致那位女病人死亡）吗？或许是，或许不是。但为了对疾病认知的进步，这样异常的死亡太需要尸检报告，太需要样本分离了。"这是复盘时，殳儆最不能释然的一点。

"我这个人也不太认命，体力上还能够吃得消，稍微努力一点日常的事情做得也挺好的，总体还撑得下去。但是到2013年的时候有点崩溃了。殳儆的下一站，选择了刚刚新建的浙江新安国际医院。

心愿

坐落在秀洲区的这家医院，红瓦黄墙，窗明室净，看不出已有10年历史。殳儆领着我走进一期的急诊楼和通往二期的长廊。"你看，环境还是蛮好的吧。还有三期、四期，布局很大。"2014年，她成为了新安重症医学科主任。

殳儆在急诊科工作的丈夫，早在她跳槽前，也离开了公立医院。刚到民营医院两个月，"他耳朵里已经听不到120的警报声，也不吃代文降压药了。"

殳儆的工作量也调整到了此前的三分之一。"终于可以放慢脚步，聆听表达能力衰退的90岁老人慢慢说完他的主诉。可以自己拿着探头做完重症病人的超声评估，可以从头到尾查完一次房。可以在门诊的过道上放慢脚步为询问的人指路。可以在查房过程中向我的学生好好讲明一个临床问题。"

脸色好看起来，脑细胞就开始自动活跃。她希望把那些从前盘桓在脑子里的有心无力的愿望，一样一样拾起来达成。

在新安急诊楼三层的 ICU 大间里，有一个单独的房间。墙壁上铺着杏色的墙纸，曾经还有皮质沙发椅。我进去那天，房间没有病人。里头堆放着一些急救仪器供实习生练习。殳儆介绍，这并不是一个 VIP 房间，也不是为了收住隔离病人。

"如果家属放弃了有创的抢救，又不能回家，可以让已经接近衰竭状态（生命不超过 24 小时）的病人待在那里。允许家属陪伴亲人离世，允许在病房内用一种比较接近生活的方式等待病人的死亡。"

有关 ICU 慢性危重病人和家属的心理关怀，殳儆和朱建刚都表示，"还很薄弱。专注点始终还是放在抢救上。（心理关怀）这个没收益。而且大家意识还不够。有很多病人，在 ICU 昏迷多日，家属没法进来，最后一面可能就几十分钟。"

病人老董的 85 岁生日，就是在这个不起眼的小隔间度过。十几个儿女（包括他出资供读书的养子养女），拿着香槟色的玫瑰围着他，祝他生日快乐。然后，停止所有治疗，陪伴到他离开的最后一刻。

每天早晨上班，殳儆会在电梯里遇到去第一班血透的尿毒症病人。百多个血透病人，每个星期要到楼上治疗 3 次。

"夏天，清晰可见他们手臂上狰狞的动静脉瘘。看见他们皮肤上洗之不去的色素沉着。看见肾性贫血带给他们的青灰的面色。看见血透之前的片刻才敢好好大喝几口水的放纵行为。他们平均要等待七年，才有可能等到一个无偿捐献的健康肾脏。"殳儆在文章《血透君》中写道。

另一边，当一个病人脑死亡后，如果不在一周内作出捐赠的决定，他的脏器会随着时间的流逝越来越走向衰竭状态。

从三四年前起，殳儆都会谨慎地问这类病人的家属："您是否愿意考虑脏器捐赠，让亲人身体的一部分在别人身上继续活下去？"

把这话问出口并不容易。即便受过专业沟通技巧训练的殳儆，也只能小心地和红十字会的脏器捐献协调员一起，仔细掂量过后才好开口。

2013年，最初的尝试，话都没有讲完，年轻的协调员被家属愤怒地痛骂："要不是看你是个姑娘，说这种话，你小心给我们打。"

殳儆告诉我，她遇到的捐献者中有思想境界很高的知识分子，也有非常贫困拮据的家庭，但嘉兴本地人不多。一来，本地经济殷实，而能接受器官捐献理念的人还是少数。二来，捐献是无偿的，但政府和红十字会会补助贫困家庭丧葬费、医疗费。有些病人家属对未来很茫然，他们会觉得，那就做点好事吧，留点念想只当亲人还活着，也为自己省点麻烦。

殳儆很自豪，嘉兴市的第一例器官捐献是她在工作中促成的。"到民营医院后，完成了历史性的这一例。几年下来，我们已经完成了 8 例器官捐献。"

"你们呢？"她问还在公立医院的朱建刚。

"好像是两例吧。"后者回答。

任性

殳儆常自比令狐冲，"自由散漫，任性义气，喝酒打架，好不逍遥。"

她还真的打过架。在嘉兴市第一医院时的一个值班之夜，和身高 1 米 9 的脑外科医生因为意见不合，干了一架，瘸了一个星期。后来想起来，她觉得自己还蛮可爱的。"从来和佛系不沾边，如果啥都无所谓、不在乎，人生还有什么好玩？"

一同出差，有人带着 iPad 和苹果手机，不会设置邮箱，不会导通讯录，不会用日程、云笔记，更不用说播客等专业功能。殳儆在火车站给对方恶补，心里嘲笑："智能手机是人类智慧的结晶，会用工具你就比旁人进化得快。"

"要我迁就脑子转速慢、不学习的人，会要了我的命。"

她只服心目中的高手。去一个平淡无奇的"脓毒症"讲座，却听到一个"烧脑"的发言。对着台上那个"猖狂"的师兄，她总想抬扛、较真，怼他一下。但对讲者"具有独立思辨能力，激情蓬勃，敢做敢说的劲头"，内心充满佩服。

她喜欢读冯唐，甚而在对方的金句里找到了对自我的确认。"他说，每一个牛人都有一个笃定的核，在宇宙中不易被风吹散。这句话说的就是我说的任性。"

沈鹏用"爱憎分明"来形容师傅。新安前 ICU 护士长钱红燕直言："阿爻吧，有热情，也爱学习和教人，就是棱角太分明。我们医院奖励出国旅行。本来也是个大家亲近彼此的机会，这家伙，旅途中还和人吵架。"虽然是为了爻徽所认为的治疗原则问题，但饭桌上脸红脖子粗的，大家都很尴尬，"她吧，任性得像个孩子。"

"你没劝过她？"

"我说过，你呀，说话可以婉转点，人家可能脸上会挂不住。她说，有理说理，怼回来啊！"

"她就是 20 年前的我。"采访那夜，被爻徽唤作"赵师傅"的赵凯说。他们是新安最铁的一对业务拍档，"眼界高、脾气臭"的个性也相似。

含蓄、低调，从来不在爻徽的知行范围。

她宣称，对于一个高难度的病人，她所希望的成功包括：病人高质量地存活；公众媒体上高调的医疗宣传文章；高规格的学术论文发表。三者缺一个，都有遗憾。

3 年前，新安医院接收了一个情况极其危重的病例：

在医院附近的小区，11 岁的女孩爱琳从 10 楼坠落，掉下时把花坛地面都砸出一个 10 厘米深的大坑，几分钟之后便开始大出血：肋骨、脊柱、大腿骨骨折；肝脾脏破裂、十二指肠破裂，全身就像一个"摔碎的玻璃人"。

在手术台上，爱琳的血像水龙头一样流，一度心脏停搏。两个小时内，联合外科、内科等多个科室，ICU 和急救团队建立了所有的生命支持通路。脾脏摘除、纱布填塞肝脏、消化道改道、胃造瘘、胆囊造瘘、空肠造瘘……45 天内，爱琳动了 4 次手术。最后一次的手术中，赵凯利用先进的 3D 打印技术做了脊柱手术，帮爱琳避免了截瘫的命运。

如此危重病情的病人被救活，又有市民排队给小爱琳输血，一个坠楼事件迅速发酵成了数天不断的新闻热点。医院官方微信和媒体报道都来自于殳儆当时所写的病情说明。"没有写抢救，没有写压力，没有写任何医疗过程中的事件，只用最能被公众理解的通俗文字描述病情。"

这是她头一次用自己的笔，架起医护与公众之间的桥梁，并成为舆论焦点。飓风中心的殳儆感觉到了作用：监护室门口嗡嗡的议论少下去了，不再有人反复托关系要求探视，不再有人在监护室门口散布"为什么不转院……"等怀疑论调；不需要再重复解释病情和预后。

"这个新闻事件从命悬一线开始，到收获信任和赞美结束。脚踏实地和坦诚公开是我最大的经验。"她总结。

3 个月后，爱琳出院，"走路又呆又猛，笑声又呆又萌。"和所有 11 岁的大孩子一样，回到课堂里去。"因为几年前的大难不死，她是学校里的明星学生。长高了，很聪明。"

这样病情非同寻常的病人，会不会留在殳儆的记忆里？

她却说，不会。医院年终颁奖大会上，爱琳家属为治疗团队颁奖。殳儆也没去。

"别人不理解，以为我不领情，骄傲。这种（颁奖）形式已经造成了医患之间的不平等，好像病人必须对医生存一种感恩心态，而医生可能成了有优越感的一方。她（爱琳）活下来即是对我最好的赞美。ICU 医生必须有这点清高和操守。如果路上偶遇，我们仍会开心拥抱，但是我不会再与她联系。越重的感谢越不必成为心灵的负累。”

在这个意义上，她认为医生和病人最好不要成为朋友。医生也不要因为一次两次救助而使病人成为未来可用的某种资源。

“恕我任性。”她说。

“猛兽”突围

对爱琳病情书写的舆论效果，给原本就喜欢写作的殳儆莫大的鼓励。

码字之路，从此一发不可收。她成了《杏树林》《医学界》《医师在线》的专栏作者。她写医患关系、误诊、保护患者隐私这样的行业话题和细节，探讨肺栓塞和重症肺炎、ECMO（人工心肺替代）等 ICU 领域的关键知识点；而引起最多共鸣的，则往往是那些有关情感和生命状态的主题：比如医生如何帮助亲人和病人从容地选择；同行如何面对身心耗竭综合征；医生心理究竟是该粗糙一点还是冷酷一点，病人去世时医生护士如何缓释和抽离……

记录是殳儆绵延 20 年的持久习惯。早在实习生阶段，她就手写过 10 万字的实习日记。此后在公众平台的书写，一开始只是漫无目的地自我纾解，后来则是希望告诉行业内外的人，医学是一门充满不确定和可能性的学问；再后来，才有了为 ICU 医生代言的自觉。

在人民卫生出版社编辑老师的建议下，她把这些从业经历与思考的篇目，和回忆甲流隔离区经历的自传体小说《蒙面天使》合二为一，出版了处女作《医述：重症监护室里的故事》一书。无锡市人民医院副院长陈静瑜读后评价，这是唯有医生才能够写出的真实"剧本"，但又是大多数医生难以道出的真实"内幕"。

持续努力和意外的运气，获奖、学术地位、媒体报道，接踵而来。殳儆难过的是，那些知己——从前的团队密友，包括最惺惺相惜的赵师傅，都不再朝夕相处。

《医述：重症监护室里的故事》这本书的扉页上写着："ICU 医生是我的身份、立场和视角，是我的执念、焦灼和骄傲。"做一名专业优秀、受人尊敬的 ICU 医生，曾是殳儆一辈子的目标。但现在是继续这个目标，还是走另外一条与之相关、以之打底，甚至渐行渐远的职业道路？殳儆还在犹豫。

父母健康，生活稳定，老公疼，小孩聪明，收入算高，写书也红。她笑言，自己能在南湖游一圈，羽毛球、网球也打得不赖。"有些人不爱多想，生活得比较幸福。但我的幸福感很低。用尽十足的劲道去做一件事，做成的时候，愉快一分钟。愉悦感立刻消失，又期望下一个目标，下一个目标一定更高。"

文 / 邓郁　原载《南方人物周刊》

55检